Accouchement:
Souhaits et craintes.

Point de vu des femmes, point de vu des sages-femmes.

Hélène Benichou

C : h.rothman.production@gmail.com

ISBN-13:978-1519725363
ISBN-10:1519725361

INTRODUCTION

La pratique médicale est en changement constant (1).

D'un concept de médecine d'expertise centré sur le point de vue du médecin, le corps médical s'est orienté vers celui de la médecine basée sur les évidences avec mise en place de règles de bonne pratique. Parallèlement à cette évolution nous avons instauré le système d'accréditation hospitalière avec les notions de contrôle de qualité, nous avons donc transformé le soin à la personne en le considérant comme un service. En suivant cette voie, nous nous sommes ainsi conformés à la déclaration de l'O.M.S qui définit le concept de « qualité des soins » de la manière suivante : « Une démarche qui doit permettre de garantir à chaque patient l'assortiment d'actes diagnostiques et thérapeutiques qui lui assurent le meilleur résultat en termes de santé, conformément à l'état actuel de la science médicale, au meilleur coût pour un même résultat, au moindre risque iatrogène, et pour sa plus grande satisfaction, en termes de procédures, de résultats et de contacts humains à l'intérieur du système de soins ».

Dans cette logique, nous sommes en recherche d'une amélioration perpétuelle de notre service de soins et de nos pratiques.

C'est dans le cadre de l'amélioration des services qu'est apparue avec l'ordonnance du 24 avril 1996 portant sur la réforme de l'hospitalisation publique et privée, l'obligation légale d'évaluer la satisfaction des patients.

Selon les études issues du marketing (2-4) la satisfaction des clients est le produit de deux paramètres: d'une part leurs attentes concernant le service et d'autre part, les résultats obtenus par le service.

Des études ont permis de montrer que ce principe est aussi valable pour ce qui est de l'étude de la satisfaction auprès du service de soins, les attentes et les souhaits des patients étant le premier déterminant de leur satisfaction.(5, 6).En effet, il paraît important de mieux connaître les attentes et les souhaits des femmes en ce qui concerne leur accouchement afin de permettre une amélioration de la prise en charge de ces attentes lorsque c'est possible car les données de la littérature montrent que pour d'autres situations lorsque le corps médical améliore ses connaissances concernant les souhaits des patients, il arrive mieux à y répondre (7).Par ailleurs, d'après la littérature scientifique concernant les connaissances des médecins quant aux attentes de leurs patients dans d'autres disciplines médicales (service des urgences), il semblerait que ceux-ci aient une faible connaissance de ces mêmes attentes (8) Cela permettrait également de ne pas faire de prescription qui serait réalisée avec l'illusion que c'est ce que le patient souhaite.(9,10).

L'intérêt de mieux connaître les attentes des patientes ainsi que leurs craintes réside dans la possibilité de recentrer notre prise en charge sur les priorités des patients. Priorité qui, avec la loi sur l'autonomie des patients (4 mars 2002 et 22 avril 2005) est une obligation non seulement éthique mais également légale.(11).

Dans une première démarche d'étude de la satisfaction des patientes qui accouchent au CHU de Poitiers, nous souhaitons analyser les attentes, les craintes des patientes concernant leur accouchement.

Nous utiliserons la définition de l'accouchement selon l'OMS (12) reprise par l'ANAES : de la gestion du travail jusqu'à la naissance du nouveau-né et la délivrance. Nous utiliserons la notion de début de travail, comme celui perçu par les patientes c'est-à-dire dès les premières contractions.

L'accouchement est une forme de réalisation personnelle pour la parturiente mais c'est également un événement familial permettant le changement de génération. A travers l'accouchement se déroulent des éléments capitaux qui se rapportent à la qualité de la relation mère/enfant, à l'équilibre psychique maternel, à la formation des couples. La grossesse et l'accouchement sont deux situations exceptionnelles où le médecin est sollicité pour un événement « physiologique »marquant de la vie des femmes. Les attentes des patientes concernant leur accouchement sont multiples et complexes (13)

L'étude des attentes des patientes, si elle est nouvelle en France, n'est pas nouvelle ailleurs. Les pays anglo-saxons

(Angleterre, Etats -Unis, Australie, Irlande) se sont déjà penchés, avec profit, sur cette question et c'est dans ces pays que la majorité des études s'intéressant aux attentes des patientes ont été publiées. En quelque sorte, notre étude se justifie à double titre : elle a déjà été faite dans ces pays, elle comble une lacune. Nous supposons que les patientes françaises auront des attentes différentes de celles des autres pays. En effet si l'accouchement est un phénomène universel, les attentes, les souhaits, et les craintes des femmes concernant leur accouchement sont nécessairement fonction tant du contexte social et culturel que du déroulement et de l'organisation des soins.

D'ailleurs la prise en charge médicale pour d'autres problèmes de santé varie en fonction des pays : la prise en charge des métrorragies péri ménopausique est différente que l'on soit aux USA ou en France (14). La nécessité d'une étude spécifique à la France s'impose donc à nous parce que le milieu socioculturel n'est pas le même que celui des pays qui ont jusqu'ici mené ce type de recherche et que ce milieu joue sur les attentes des femmes. Quatre exemples suffisent à prouver cette assertion. Le premier exemple a trait à l'âge de la grossesse : il n'est pas le même en France et en Irlande. Les Françaises ont leur premier enfant à un âge moyen de 30 ans, ce qui correspond à la moyenne des pays européens. La première grossesse des Irlandaises est plus tardive, 32 ans. Elles sont ainsi dans la catégorie des femmes européennes qui ont leur enfant le plus tard. (15). On peut supposer que les attentes d'une accouchée plus

6

jeune ne seront pas les mêmes que celles d'une femme plus âgée. Ainsi la différence de contexte socioculturel est-elle importante même s'il est vrai que le nombre moyen d'enfants par femme est comparable.

Le deuxième exemple concerne la courbe du nombre d'enfants par femme en fonction de l'âge. Cette courbe montre qu'il existe un problème de grossesse chez les jeunes femmes voire les adolescentes en Angleterre que la femme française connaît peu. (15) Là encore, la situation française est particulière : elle se démarque des pays anglo-saxons.

Le troisième exemple concerne des données économiques puisque d'une part, la durée du congé de maternité est différente en France (16 semaines pour un premier enfant contre 25 semaines en Irlande et en Angleterre). L'indemnité versée lors du congé de maternité est également variable. La France présente une meilleure indemnisation des femmes lors du congé de maternité (100% du salaire net en France, avec un maximum de 77,24 euro/J contre 90% du salaire au Royaume Uni sans plafond pendant 6 semaines puis avec un plafond à 138 euros par semaines soit27,5 euros/jour et 80% du salaire en Irlande avec un plafond à 270^{E} par semaine soit 54euro/jour).D'autre part, la proportion de femmes actives est aussi modifiée en fonction des pays en 2006 (16). La France comptait 75% de femmes exerçant une activité professionnelle contre 72% en Angleterre et 63% en Irlande avec un taux de travail à temps partiel de 30% en France et en Irlande contre 41% en Angleterre

Enfin, le quatrième exemple porte sur les modalités d'accès à l'interruption volontaire de grossesse. Celles-ci varient en fonction des pays : en Irlande L'I.V.G. n'est autorisée que dans les cas où il existe un risque vital concernant la mère. Pour tous les autres cas, un référendum a interdit l'interruption volontaire de grossesse. En Angleterre, L'IVG est légalisée jusqu'au terme de 24 semaines sans délai. En France, elle est autorisée jusqu'au terme de 14 semaines pour convenance personnelle et jusqu'au terme de la grossesse en cas de maladie incurable d'une particulière gravité. Il est donc clair, au vu de ces quatre exemples, que le contexte socioculturel autour de la parturiente varie des pays anglo-saxons à la France. Ce contexte différent implique des attentes différentes de la part des parturientes.

Pour autant, les données de la littérature anglo-saxonne peuvent nous être utiles, elles permettent de cerner les thèmes à aborder sur les éventuelles attentes des femmes pour leur accouchement, elles considèrent : la prise en charge effective de la douleur , une présence et un accompagnement lors de l'accouchement, une importance de l'information dans les prises de décisions obstétricales, la possibilité de participer aux décisions médicales, la prise en charge et les soins effectués à leur nouveau- né. (13 ; 17 ; 18 ; 19)

Pour ce qui est des craintes, selon la littérature, elles peuvent être diverses en fonction de la problématique personnelle. L'accouchement est non seulement une épreuve physique mais également psychologique. Dans ce contexte, les craintes de femmes peuvent être à la fois d'ordre technique : peur de l'accouchement en lui-même, de la douleur, de l'extraction instrumentale, de l'épisiotomie, du manque d'information ou de l'incompréhension, de la perte du contrôle de soi. Mais elles peuvent également être plus profondes et se référer à l'angoisse de mort, à la peur liée à la parentalité, à la réaction du conjoint, ou à la solidité du couple.

L'objectif de notre étude est donc :

1 connaître les attentes, les souhaits et les craintes des patientes concernant leur accouchement.

2 confronter les attentes des patientes à l'idée que s'en font les soignants.

Pour cela nous utiliserons les méthodes qualitatives d'entretiens semi-dirigés selon une matrice de questions qui abordera les thématiques déjà décrites dans la littérature scientifique. Les entretiens semi -directifs ont un double avantage :ils permettent de recueillir des données d'une façon approfondie sur la question posée et de faire un tour global de la problématique (20).

Les patientes femmes devront répondre à 3 questions principales :

1 quels sont vos attentes et vos souhaits concernant votre accouchement ?

2 quelles sont vos craintes concernant votre accouchement ?

3 quel est votre souhait principal ? Votre principale crainte ?

En parallèle les sages-femmes répondront aux mêmes interrogations : quels sont, selon vous, les attentes et les souhaits de vos patientes ? Quelles sont les craintes de vos patientes ? Quel est leur principal souhait ? Leur principale crainte ?

MATERIEL ET METHODE

Il s'agit d'une étude qualitative prospective par interrogatoire semi directif enregistré d'un échantillon de patientes au 3ème trimestre de grossesse avant accouchement et d'un échantillon de sages-femmes exerçant au CHU de Poitiers.

Le nombre d'entretien est défini par le principe de « saturation », c'est-à-dire jusqu'à épuisement de la thématique abordée. Notre enquête a débuté le 3 novembre 2011 et s'est terminée le 5 janvier 2012. Au total 10 femmes enceintes et 10 sages-femmes ont été interrogées.

L'entretien semi-dirigé est structuré par des questions ouvertes qui portent sur l'expérience, l'opinion, le sentiment ou les connaissances du sujet soumis à l'évaluation et qui lui permettent de poursuivre ou de détailler une idée sans contrainte (21).

Le questionnaire de type ouvert a été établi pour aborder le maximum d'aspects de l'accouchement, il a été relu, et modifié par un gynécologue ainsi que la psychologue clinicienne du service.

L'acceptabilité du questionnaire a été testée lors des premiers entretiens par une réécoute critique de l'entretien avec la psychologue clinicienne du service afin de discuter de l'attitude de l'investigateur; la discussion avec la psychologue clinicienne portait également sur les éventuelles difficultés rencontrées lors de l'entretien et leur solution.

Nous avons cherché à aborder toutes les attentes, désirs, souhaits et craintes des patientes concernant leur accouchement à partir du début de la phase de travail : de la première phase du travail jusque après la délivrance.

Pour le choix des patientes, nous avons contacté toutes les patientes qui consultaient le jeudi au CHU au mois de décembre. Pour des raisons d'organisation et de disponibilité de salle, les entretiens avaient lieu le jeudi au CHU. Cela permettait aux personnes interrogées de limiter leur déplacement. Après un premier contact téléphonique qui expliquait la démarche de cette étude, et afin que les patientes aient le temps de réfléchir au sujet des entretiens, nous leur proposions de participer à l'étude. Avec celles qui acceptaient nous avons convenu d'une rendez- vous pour l' entretien enregistré.

Nous avons contacté 20 patientes, 10 entretiens ont pu être effectués.

Les critères d'inclusion étaient

Etre une femme enceinte au - delà du terme de 32 SA

Les critères d'exclusion de l'étude étaient :

-Patiente de moins de 18 ans.

-Patiente ne maitrisant pas la langue française.

-Patiente ne souhaitant pas accoucher au CHU de POITIERS.

-Grossesse gémellaire.

Avant l'entretien, les patientes ont rempli un formulaire de consentement.

A l'interrogatoire des patientes, nous avons recueilli les informations pertinentes afin de caractériser notre population, et celles susceptibles d'influencer leurs réponses :

- L'âge,

- La gestité

-Le niveau d'étude

-La profession

- La parité des patientes

- Les antécédents personnels de sévices, d'abus sexuels ou de mutilation sexuelle féminine

-Les antécédents personnels ou familiaux notables qu'ils soient obstétricaux ou non.

On demandera à la patiente en début d'entretien s'il existe des « événements autour de la naissance ou la grossesse particuliers dans l'entourage ».

L interrogatoire semi- dirigé avait pour but d'obtenir une réponse à 3 questions pour chacune des patientes :

1-Quels sont vos attentes et vos souhaits concernant votre accouchement ?

2-Avez-vous des craintes ou des peurs concernant l'accouchement ?

3-Quels sont votre principal souhait et votre principale crainte ?

Avant de clore l'enregistrement, nous faisions à la patiente la demande suivante: « avez-vous d'autres éléments à signaler ? »

Lorsque l'entretien était peu productif, ou si une thématique présente dans la trame des questions n'avait pas était abordée, nous avons interrogé les patientes en suivant la trame présentée en annexe 1.

Nous avons procédé de même pour ce qui est des entretiens des sages -femmes. Nous avons effectué des interrogatoires semi -directifs avec les sages- femmes. Après avoir expliqué les objectifs du travail, nous avons contacté des sages -femmes par téléphone, à l'aide du listing des sages -femmes travaillant en salle d'accouchement, et interrogé celles qui étaient d'accord : 15 sages-femmes ont été contactées, 10 ont accepté.

-        Les critères d'inclusion étaient :
-Etre sage -femme depuis plus d'un an.

-Avoir une expérience en salle d'accouchement au CHU de Poitiers d'au moins 3 mois.

-Avant l'interrogatoire nous avons recueilli :

- les antécédents obstétricaux des sages- femmes (gestité, parité, accouchement voie basse ou césarienne, grossesse à risque)

- leur âge

- leur sexe (dans notre maternité il existe des maïeuticiens)

-leur nombre d'années d'expérience

-le niveau des maternités où elles avaient travaillé antérieurement

La question posée était :

« Que pensez-vous que les femmes souhaitent pour leur accouchement ? »

« Quelles sont selon vous leurs craintes ? »

« Quel est, selon vous, leur principal souhait ? Leur principale crainte ?

Lorsque les entretiens étaient peu contributifs nous avons utilisé la trame présentée en annexe 2

Chaque entretien a été rendu anonyme en attribuant à chaque personne un numéro d'identifiant, selon l'ordre chronologique des enregistrements affiliés d'un P pour les patientes et d'un S pour les sages- femmes.

L'enregistrement s'est fait à l'aide d'un dictaphone numérique type ICD-BX112M, car il est discret, non bruyant, permet un enregistrement numérique et garde la possibilité d'une retranscription en texte.

Les entretiens semi-dirigés ont été interprétés en suivant un processus cyclique d'analyse du contenu. Chaque transcription était « découpée » en utilisant les marges pour repérer les thèmes émergents du discours. Ces thèmes ont ensuite été classés sur un fichier séparé et comparés entre chaque patiente.

Une deuxième écoute de l'intégralité de la bande audio permettait de réévaluer les thèmes dans leur contexte et en fonction de l'importance qu'ils avaient dans le discours soit en durée (pourcentage de temps imparti par thème ou durée totale en secondes par thème) soit en fréquence de récurrence du thème et ce à l'aide d'un logiciel d'édition de musique multipiste, KRYTAL© .Nous avons également étudié si les thèmes étaient abordés spontanément par les patientes ou induits à la suite d'une question .

Nous avons procédé à une analyse de la thématique tant au niveau du fond que de la forme.

L'analyse du contenu des entretiens, s'est faite par réécoute successive des entretiens par personne interrogée, et /ou par thème, elle a pour but de retranscrire avec le plus de véracité possible, de façon synthétique et globale, les thèmes.

L'analyse de la forme permet de quantifier de manière objective les éventuelles différences entre nos 2 groupes.

Ces deux méthodes d'analyse ont pour but de donner des informations complémentaires sur la qualité et l'importance des thèmes dans les discours respectifs des patientes et des sages -femmes.

Nous avons ensuite pu confronter et débattre des similitudes et différences en ce qui concerne le point de vue des patientes et celui des soignants par thématique.

Nous avons dégagé 33 thématiques. Parmi les 33 thèmes, 18 représentaient les souhaits :

la douleur, l'écoute, la confiance, l'information, le conseil, la présence du personnel, la sensation de sécurité, le rôle du conjoint, l'accompagnement, le rôle de guide de la sage -femme, la notion de cocooning, le nouveau -né, la nudité, l'intimité du couple, la multiplicité des intervenants, la durée du travail, la position/mobilisation lors de l'accouchement, la participation active à l'accouchement.

Les craintes étaient constituées de 15 thèmes, représentés par : la peur de la mort, de la douleur, de l'hémorragie, du travail long, de l'épisiotomie, de l'extraction instrumentale, de la césarienne, d'anomalie du nouveau -né, de ne pas y arriver, de ne pas savoir quand venir au CHU, de l'accouchement qui ne se déroule pas comme dans l'idéal, d'être une mauvaise mère, de paniquer, de ne pas se contrôler et d'être accouchée par un homme.

Pour plus de simplicité et du fait des récurrences, nous avons effectué des regroupements théoriques, nous avons ainsi obtenu 17 thèmes :

-Le rôle de la sage -femme (constitué de l'association des thèmes suivants: présence, confiance, conseil, écoute, guide, accompagnement, réassurance, cocooning),

-L'information

- Le rôle du père,

- Le nouveau –né (peur ou souhait)

-La durée du travail (souhait et crainte),

- La position/mobilisation

- Quand venir au CHU ?

- La douleur (souhait ou crainte)

- L'intimité (multiplicité des intervenants, nudité, intimité du couple)

- Les actes médicaux (césarienne, extraction, épisiotomie),

-Maîtrise de soi (peur de paniquer, peur de ne pas se contrôler),

-La peur d'être une mauvaise mère (la peur de ne pas être capable d'accoucher, et la crainte d'être une mauvaise mère),

-La participation active,

-Accoucher avec un homme,

-Crainte que l'accouchement ne se déroule pas comme dans l'idéal.

-Crainte de mourir.

- Crainte de saigner.

Nous avons effectué les comparaisons d'inégalité de répartition des populations à l'aide de tests statistiques.

Lorsque la variable étudiée était qualitative nous avons appliqué un test de Khi2 : thème induit ou abordé après une question.

Lorsque la variable était quantitative nous avons effectué un test de Student : comparaison des durées moyennes par thème, de la fréquence de récurrence des thèmes.

Nous avons appliqué un test Test de Wilcoxon - Mann Whitney pour ce qui est de la comparaison de pourcentage de temps imparti par thème et de l'ordre de la thématique.

Les différences ont été considérées comme significatives lorsque $p < 0,05$.

Par convention, dans la présentation des données nous présentons les points de vue des sages -femmes versus celui des patientes. Mais il s'agira toujours de ce que les sages-femmes pensent que les patientes souhaitent et /ou craignent versus ce que les patientes souhaitent et /ou craignent.

RESULTATS

1.Analyse du Fond

1.1 Résultats concernant les sages- femmes :

1.1 .1 Population étudiée :

10 professionnelles sages-femmes ont été interviewées. Le nombre d'années d'expérience était en moyenne de 9,2 ans avec en moyenne un an passé en dehors du CHU de Poitiers, l'âge moyen des personnes interviewées était de 32 ans allant de 26 ans à 46 ans avec une médiane à 29 ans, les sages- femmes avaient en moyenne 1 enfant, né dans la plupart des cas par voie basse (un seul enfant est né par césarienne).

La durée des entretiens était en moyenne était de 2013 secondes (33 minutes) avec une médiane à 1916 secondes. En moyenne 79% du discours a été considéré comme utile (21% pouvait être considéré comme temps imparti aux questions concernant les renseignements généraux sur les sages-femmes et / ou l'explication de l'objet de l'étude, parfois à des digressions hors sujet). Le discours utile est donc en moyenne de 1601 secondes

1.1.2 Souhaits des patientes selon les sages-femmes.

Toutes les sages- femmes ont souligné la grande variabilité des souhaits des patientes. En effet les sages- femmes rappellent dans leur discours que les souhaits des femmes varient en fonction de leur contexte social et culturel, de leur vécu antérieur, du vécu de leur entourage, famille ou proche.

Le souhait exprimé par toutes les sages-femmes pour leur patiente est « que tout se passe bien », pour certaines sages-femmes, l'expression « tout se passe bien » signifie que « l'accouchement soit physiologique ou naturel ». Il s'agit d'un souhait qui regroupe plusieurs thématiques que nous avons développées plus bas.

1.1.2.1 Souhaits des patientes concernant le rôle de la sage- femme, selon les sages- femmes :

D'un point de vue technique,

Les sages -femmes ne pensent pas que les patientes aient des souhaits spécifiques en dehors du fait de parvenir à réaliser un accouchement en évitant au maximum les séquelles que ce soit pour elles ou pour le nouveau-né. Le rôle technique de la sage -femme doit permettre un accouchement qui « se déroule bien » c'est-à-dire le plus naturellement possible ou encore avec le moins d'intervention médicale possible dans des conditions de sécurité maximale.

En dehors des compétences techniques :

Les sages -femmes pensent que les patientes ont des attentes concernant leur rôle qui dépasse largement leur domaine de compétence technique. Ce que les patientes souhaiteraient serait la présence de quelqu'un d'empathique, de présent, de rassurant. La sage- femme doit être capable d'être suffisamment présente pour rassurer les parturientes, les mettre en confiance et les écouter mais ne doit pas non plus s'immiscer dans la vie du couple.

La sage -femme doit également conseiller le couple et le guider afin de permettre à la femme d'accoucher, mais elle ne doit pas la déposséder de son accouchement. La sage-femme dotée de son expérience technique de l'accouchement se place comme un guide pour la patiente.

1.1.2.2 Souhaits des patientes concernant l'information, selon les sages-femmes :

Selon les sages- femmes l'information est un des souhaits prépondérants des patientes. L'information est la clef de voûte de la relation de confiance qui doit être établie entre la sage -femme et le couple. Cette information doit être « claire, intelligible et loyale ».Certaines sages-femmes montrent également l'importance de la délivrer au « bon moment »(SF6, SF10, SF7, SF2) en fonction du degré d'urgence.

L'information doit permettre au couple de comprendre les interventions de la sage-femme, leur évolution, les objectifs des actions mises en œuvre lors du travail, le degré d'inquiétude concernant l'état de santé maternelle et fœtale et d'anticiper d'éventuelles actions médicales.

Certaines sages-femmes parlent de l'information reçue en amont de l'accouchement lors des cours de préparation (SF1, SF2, SF3, SF4, SF6, SF10). Pour les sages-femmes, ce cours est nécessaire afin de prévenir les patientes, de les aider à appréhender au mieux l'accouchement, et de le comprendre. Il permet également d'aider le couple à construire son projet autour de la naissance, notamment pour ce qui est du rôle du père. L'information reçue en amont est parfois inadaptée à la réalité du terrain (SF3, SF4) surtout pour ce qui est de la prise en charge de la douleur, et de ces conséquences, les patientes subissent alors une désillusion importante.

Pour les sages- femmes, l'information est essentielle à la participation active des parents lors de l'accouchement. Lorsqu'il existe plusieurs possibilités d'impact identique, le rôle des sages-femmes est d'informer les parents afin qu'ils puissent choisir.

Si certaines décisions ne peuvent pas être prises par les parents elles doivent toujours être prises avec les parents. Dans ce cas, la participation active se réfère au consentement des parents plus qu'à la prise de décision.

1.1.2.3 Souhaits des patientes pour la prise en charge de la douleur selon les sages-femmes :

Les sages- femmes montrent l'importance d'écouter et de respecter le projet initial concernant la prise en charge de la douleur.

Pour les sages- femmes la prise en charge de la douleur dépend des phases du travail. Les sages- femmes mettent en opposition plusieurs groupes de patientes.

Certaines patientes souhaitent « ne rien sentir » et pensent atteindre cet objectif à l'aide de l'anesthésie péridurale. Ces patientes seraient fermées aux autres moyens pour soulager leur douleur (SF4) et auraient des difficultés à comprendre pourquoi l'anesthésie péridurale n'est pas proposée dés leur premières douleurs (SF10) Selon une majorité de sages- femmes(SF7, SF2, SF4, SF10, SF9, SF8) lorsque les patientes souhaitent bénéficier d' une anesthésie péridurale, celle-ci doit être effectuée dés le début des premières contractions. Or d'un point de vue médical, les pratiques vis-à-vis de la pose de l'anesthésie péridurale diffèrent des souhaits des patientes, puisque celle-ci n'est posée qu'une fois que la mise en travail le permet.

La gestion de la douleur par mise en place de l'anesthésie péridurale présente des implications au niveau de la liberté de mouvement des patientes : les patientes ne peuvent plus se déplacer avec autant de facilité. Au niveau de l'accompagnement lors du travail : les patientes ont moins besoin de la présence de la sage- femme en salle lorsqu'elles sont soulagées.

Ce désir de « ne rien sentir » peut être lié à la peur de la perte de contrôle face à la douleur (« peur de ne pas savoir gérer »), ou au vécu traumatisant d'accouchements qu'ils soient antérieurs ou familiaux. Pour certaines sages- femmes, ce désir de ne « rien sentir » est en miroir avec le fait de devenir mère : les patientes qui ne désireraient pas être mère souhaitent ne « rien sentir » lors de l'accouchement.

Mais ce souhait d'objectif zéro douleur est difficilement atteint, du fait de la définition même de l'action de l'anesthésie péridurale, puisque celle-ci « doit laisser des sensations ». Comme le montre la SF3 qui rapporte les propos d'une patiente « j'ai la péri j'aurai plus du tout mal donc au moment ou elles ont des sensations elles paniquent complètement »

D'autres patientes souhaitent accoucher sans anesthésie péridurale (SF2 « Je pense que toutes, enfin une grande majorité des femmes ont comme idée pour leur travail et leur accouchement de réussir à gérer cette douleur et pas de l'occulter parce qu'elles veulent comprendre ce que c'est de A à Z un accouchement »). Selon certaines sages - femmes il peut s'agir d'un objectif de l'accouchement SF10 « elles veulent à tout prix accoucher sans péridurale ».)

Pour ces patientes, le rôle de la sage- femme est de les accompagner dans la prise en charge de la douleur. Il s'agit alors d'être présent, rassurant, et d'agir avec la patiente afin de lui permettre d'atteindre son objectif. Il s'agit également de ne pas lui proposer au moment de l'acmé de la douleur d'anesthésie péridurale à moins que la patiente ne le demande (SF2, SF8).

Lors d'un accouchement sans anesthésie péridurale la présence physique de personne autour de la parturiente semble importante selon les sages- femmes pour ne pas laisser la patiente submergée par la douleur, et pour qu'elle n'ait pas la sensation d'être seule, abandonnée, avec cette douleur.

La prise en charge de la douleur est un des points clé des souhaits de l'accouchement. De cette prise en charge découle les souhaits et désirs des mobilisations, la possibilité de participation active à l'accouchement et le mode de relation que la patiente aura avec la sage-femme.

1.1.2.4 Ce que les patientes souhaiteraient concernant la mobilisation et les positions pour leur accouchement selon les sages-femmes.

Les souhaits concernant la mobilisation varient en fonction des sages- femmes entendues. La plupart des sages-femmes (SF1, SF2, SF3, SF7, SF8, SF9, SF10)ne pense pas que les patientes souhaitent se mobiliser au cours de leur accouchement pendant la phase active du travail. « Majoritairement, et c'est peut- être que c'est parce qu'on ne pose pas suffisamment la question, mais je pense qu'elles n'ont pas particulièrement d'attente par rapport à la position d'accouchement » (SF2)

Cependant quelques sages- femmes pensent qu'en fonction de leur préparation à l'accouchement les patientes si elles sont informées de ces possibilités, souhaiteront au contraire, se mobiliser.

Pour quelques sages- femmes, la mobilisation est conditionnée par le désir ou non d'anesthésie péridurale, en effet les patientes qui ne souhaitent pas bénéficier d'une analgésie péridurale, sont déjà informées des autres moyens de soulager la douleur notamment posturaux.

Quelques sages-femmes affirment également que les souhaits d'accouchement sur le côté sont aussi fonction de la formation de la personne qui les accouche. Il s'agit du produit entre le type de préparation à l'accouchement et la sage-femme qui les accouchera :

« je leur pose toujours la question parce que moi ça me dérange pas de faire des accouchement sur le côté ou à 4 pattes ou debout mais il ya certaines sages- femmes qui font des accouchements que en position gynéco parce qu'elles ne se sentent pas à l'aise de les faire »…, « spontanément elles vont pas t'en parler parce que peut-être qu'elles ont eu l'instruction qu'en niveau 3 les positions d'accouchement c'est position gynéco point barre », ….« je pense qu' y en a qui veulent l'accouchement sur le coté y en a qui se forcent à ne pas poser la question » (SF4)

« je pense qu'il y a de plus en plus de patientes qui veulent accoucher sur le côté, c'est peut-être aussi parce que je sais faire et que je leur propose plus souvent»(SF5)

1.1.2.5 Ce que les patientes souhaiteraient concernant leur intimité.

En ce qui concerne le respect de l'intimité, les sages-femmes établissent plusieurs niveaux :
- la nudité
- l'intimité du couple

Le respect de la nudité qui doit s'accompagner d'une part de l'attention que porte le personnel à respecter la pudeur de la patiente : lors de l'examen mettre un drap pour recouvrir la patiente, veiller à fermer les portes, se présenter avant d'examiner la patiente, avant de donner un avis sur un rythme ou une déchirure périnéale.

Dans l'idéal, lorsque la question de la multiplicité des intervenants est abordée, les sages -femmes pensent que les patientes souhaiteraient avoir une seule sage- femme lors de leur accouchement, certaines vont même jusqu'à dire une sage- femme pour toute leur grossesse jusqu'au post partum. Elles pensent que les patientes sont conscientes qu'il peut y avoir plusieurs intervenants mais soulignent que dans l'idéal le nombre de personnes présentes lors de la naissance de leur enfant doit être réduit au maximum, (dans l'idéal uniquement la sage-femme et son élève sage- femme)

Les sages -femmes soulignent l'importance de préserver la pudeur des patientes même à un moment où les patientes ne semblent plus y porter attention. Cette notion de respect de la pudeur est importante selon les sages-femmes car elle peut avoir des conséquences sur la sexualité des couples après l'accouchement.

Respect également de l'intimité du couple, en respectant des temps pour que le couple se retrouve à deux puis lors de la venue du nouveau-né en respectant un temps de découverte à trois. La relation que les patientes souhaiteraient avoir avec leur sage -femme est donc le fruit d'un équilibre fragile puisque celle-ci doit être présente tout en sachant ne pas faire ingérence dans le couple.

Respecter l'intimité du couple c'est aussi respecter les souhaits du mari d'être ou de ne pas être présent lors de l'accouchement, ou des examens obstétricaux.

1.1.2.6 Souhait des patientes concernant leur accompagnant d'après les sages- femmes

L'accompagnant est selon les sages- femmes la personne de confiance présente dans un monde qui est inconnu ou mal connu des parturientes. Les patientes selon les sages-femmes souhaitent simplement qu'il soit présent. Cette présence permettrait à elle seule de les rassurer. Par ailleurs pour certaines sages- femmes le rôle de l'accompagnant est variable en fonction de la situation obstétricale et en fonction de la notion de suivi de cours de préparation. Mais il permet de constituer une aide à la prise en charge de la douleur, une réassurance en cas de situation d'urgence, et parfois rappeler certains conseils que la sage- femme aura prodigués, ou encore de recadrer la parturiente dans des moments de panique.

Ce rôle de l'accompagnement est majoré lorsque les patientes ne souhaitent pas d'anesthésie péridurale.

Si l'accompagnant est également le futur père, sa présence est nécessaire afin que l'expérience de devenir parent soit partagée, celle-ci se manifestera essentiellement par le désir fréquemment exprimé que le père réalise les premiers soins du nouveau-né.

1.1.2.7 Souhaits des patientes concernant le nouveau-né selon les sages-femmes :

Selon les sages- femmes ce que les patientes souhaitent concernant leur nouveau-né c'est qu'il soit en bonne santé, sans malformation, qu'il puisse être auprès de sa mère dés les premières minutes de vie (notamment en peau à peau), et qu'il crie . Le nouveau-né doit être, le plus rapidement possible avec sa mère afin que le « premier lien » puisse être établi.

La notion de la peur de la malformation est évoquée par toutes les sages-femmes, « on est dans la philosophie de l'être parfait »(SF10)

Deux sages- femmes (SF3/SF10) évoquent également l'idée que le nouveau-né doit être conforme à l'image que les parents en ont, conforme à l'enfant imaginé.

1 .1.2.8.Souhaits des patientes concernant la participation active selon les sages-femmes :

Les patientes ne présentent pas toutes le même profil concernant la notion de participation active. Si certaines patientes souhaitent avoir le choix dans les décisions, se mobiliser, et considérer la sage-femme comme une aide. D'autres (la majorité selon SF7, SF2) préféreront suivre ce que leur sage-femme leur demandera de faire.

Cette attitude dépend notamment :

-du type de préparation à l'accouchement,

-de leur souhait concernant la prise en charge de la douleur,

-de leur niveau de compréhension et d'information,

-de leur volonté,

- du degré d'urgence de la situation obstétricale.

Pour les sages-femmes, l'accouchement sans péridurale autorise plus de mobilisation et de liberté. Quelques sages-femmes pensent que la médicalisation de l'accouchement rend difficile la participation active des patientes d'une part parce qu'elle limite l'autonomie des patientes, d'autre part parce qu'elle limite également leur compréhension. Pour certaines sages-femmes (SF4, SF5, SF6°) leur rôle est de faire comprendre aux patientes que la participation active n'est pas une possibilité mais bien une nécessité, permettant ainsi de ne pas les déposséder de leur accouchement.

SF6 «mon job c'est de leur faire mettre en valeur leur compétence …C'est aussi, leur permettre de retrouver une dignité de femme ».

1.1.2.9. Evocation du « projet de naissance institutionnalisée »

Le projet de naissance institutionnalisée sous forme écrite est largement critiqué par les sages-femmes qui l'évoquent. Pour SF10, « toute sage-femme digne de ce nom … fait spontanément ce qui est demandé ».Pour cette même sage-femme, le projet de naissance, rédigé comme un contrat, constitue une rupture de la communication entre la parturiente et l'équipe qui l'accompagne. Il est trop souvent stéréotypé, et pour certaines « décevant » (SF10)

Deux sages-femmes, parlent du projet des couples autour de la naissance sans traiter de sa forme écrite, en effet pour SF2 et SF6, même si le projet n'est pas formalisé de manière écrite, il faut aider les couples à le concrétiser, si les couples ont eu auparavant une réflexion autour de la naissance.

1.1.3 Craintes des patientes selon les sages-femmes

1.1.3.1 Craintes des patientes concernant la venue à la maternité, selon les sages-femmes :

Cette crainte est évoquée dans deux cas par les sages-femmes :
- Arriver à la maternité trop tôt .
-Arriver à la maternité à un stade trop avancé du travail.

Arriver trop tôt est une crainte qui, selon les sages-femmes, prédomine chez les primipares, anxieuses de ne pas savoir reconnaître les premiers signes de début de travail.

Arriver trop tard est plutôt la crainte des multipares. Elle revêt deux aspects : d'une part la peur d' accoucher à domicile ou sur le trajet du domicile au milieu hospitalier, d'autre part la peur d' arriver à un stade trop avancé du travail pour bénéficier de l'anesthésie péridurale.

La peur de ne pas savoir quand venir au CHU est reliée selon 3 sages-femmes (SF1, SF8, SF3) à la peur d'être jugée, de façon négative par le personnel hospitalier : venir trop tard serait faillir dans son premier rôle.

1.1.3.2 Peur de la mort selon les sages-femmes :

Cette crainte n'est pas unanime selon les sages-femmes, et est rarement évoquée de façon spontanée lors des entretiens. En effet si certaines l'évoquent sans aucun doute, d'autres sages- femmes (SF2) pensent que lors d'un travail sans complication en milieu hospitalier, les patientes n'ont pas cette peur.

Celle qui pensent que les patientes peuvent avoir peur de mourir relatent deux situations révélatrices de cette peur :

-la gestion du travail sans analgésie, qui du fait d'une douleur insoutenable, révèle la peur de mourir.

-lors des efforts expulsifs, certaines patientes parlent de la peur de mourir.

1.1.3.3. Evocation de la peur de l'hémorragie selon les sages-femmes:

Cette peur serait, selon les sages-femmes, présente uniquement chez les multipares avec antécédents personnels ou familiaux d'hémorragies.

En effet, si les patientes sont informées des risques de césarienne, d'épisiotomie, ou d'extraction, la notion et la possibilité d'une hémorragie de la délivrance serait beaucoup moins connue des patientes.

1.1.3.4. La peur de l'épisiotomie ou de la déchirure, selon les sages-femmes:

Selon les sages-femmes, les patientes ont plus peur de l'épisiotomie que de la déchirure.

Elles ont toutes peur de présenter des lésions périnéales pour plusieurs raisons :

-la peur de la cicatrisation d'une région intime et souvent mal connue.

-la crainte de séquelles fonctionnelles pouvant porter préjudice à la vie sexuelle.

-la peur de la douleur en post partum immédiat.

- la peur de l'extraction instrumentale :

Les sages-femmes pensent que les patientes ont peur du l'extraction instrumentale. Cette peur est attribuée d'une part aux raisons mêmes de l'extraction d'autre part à l'état de l'enfant ensuite.

1.1.3.5. Peur de la césarienne selon les sages-femmes:

Si certaines sages-femmes pensent que la césarienne est vécue comme un échec (SF4), d'autres sages-femmes pensent que les patientes sont confiantes vis-à-vis de l'équipe médicale, et que les patientes n'ont pas la crainte de la césarienne puisqu'elle ne sera réalisée qu'avec une indication impérative.

Aucune sage-femme n'explique réellement ce qui inquiète les patientes dans la césarienne, en dehors de l'échec d'un accouchement par les voies naturelles.

1.1.3.6 La peur de ne pas y arriver :

Les sages-femmes sont unanimes sur l'inquiétude des patientes concernant leur capacité à accoucher.

La plupart des patientes ont peur de ne « pas y arriver » mais cette peur est une peur qui implique plusieurs niveaux d'écoute :

-la peur de ne pas savoir quand et comment pousser.

-la peur de ne pas supporter la douleur.

-la peur de ne pas savoir être une bonne mère.

1.1.3.7. Maîtrise de soi/panique

Les sages-femmes ne pensent pas qu'une primipare ait une réelle peur de paniquer ou de ne pas se maîtriser (en dehors de deux sages-femmes SF3 et SF4 qui relient la maîtrise de soi à l'incontinence anale)

En effet cette peur ne peut pas selon les sages-femmes s'anticiper « est-ce qu'elles ont peur de paniquer ? Elles ont pas peur, elles paniquent » (SF6) .

Pour ce qui est des multipares, qui auraient paniqué à leur précédent accouchement cette peur pourrait exister.

1.1.3.8 La peur d'être accouché par un homme :

Cette peur est évoquée spontanément par deux professionnels dont le seul maïeuticien homme.

Elle serait présente essentiellement chez les patientes musulmanes selon les sages-femmes du fait des barrières culturelles concernant l'exposition de la nudité à un homme. Mais elle existe aussi chez les autres patientes. En effet selon notre maïeuticien, les hommes qui pratiquent les accouchements nourriraient davantage de craintes chez leur patiente car, ils auraient moins d'empathie avec elles étant incapables de pouvoir enfanter.

1.2 Souhaits et craintes des patientes

1.2.1 Population étudiée :

11 patientes ont été interviewées. Une patiente a été sortie de l'étude du fait d'une grossesse gémellaire monochoriale biamniotique.

Les interviews se sont déroulées au CHU de Poitiers dans une salle de consultation disponible. Les interviews ont eu lieu entre 33 et 39 SA avec un terme moyen lors de l'interview à 34SA.

Les patientes avaient entre 21 et 37 ans avec un âge moyen de 28 ans. 2 patientes seulement étaient multipares contre 9 nullipares.

Concernant leur niveau d'étude :

-3 patientes ont un niveau BEP/CAP.

-3 patientes ont un niveau lycée (arrêt des études après le baccalauréat)

-4 patientes ont fait des études supérieures.

Toutes nos patientes exercent une activité professionnelle.

Il n'existait pas d'antécédents de sévices sexuels chez aucune des parturientes. Les patientes se sont toutes informées du déroulement d'un accouchement soit pour un accouchement antérieur en ce qui concerne les multipares, soit à l'aide des cours de préparation, soit par des lectures allant des informations retrouvées sur internet ou des livres à des émissions télévisuelles.

Nous avons retrouvé des notions d'accouchement traumatique dans l'entourage ou la famille proche chez 2 patientes (P5, P7).

Des événements marquant autour de la naissance ont été retrouvés chez certaines patientes (P1, P3, P4, P7, P10)

Une patiente (P9) présentait des antécédents chirurgicaux multiples du fait d'un antécédent de traumatisme sévère sur un accident de la voie publique.

Le temps imparti moyen par interview était de 1771 secondes soit en moyenne 29 minutes par interview avec un temps de discours utile de 1449 secondes soit en moyenne 81,8% du discours utilisé pour l'étude, le restant du temps pouvant être occupé par l'interrogatoire préalable, les digressions, l'évocation des accouchements précédents pour les 2 patientes multipares).

1.2.2 Souhaits des patientes concernant leur accouchement

Les patientes comme les sages-femmes parlent toutes de l'accouchement idéal où « tout se passe bien ». Un accouchement où « tout se passe bien » peut être également pour certaines patientes « un accouchement naturel » (P1, P2, P8, P10) mais il s'agit surtout d'un accouchement où l'enfant nait sans séquelles et où la femme accède à son statut de mère. Il s'agit pour certaines d'un accouchement « avec le moins d'intervention médicale » (P8) ou « tout se passe dans le respect du corps »(P9).Cette thématique de l'accouchement où « tout se passe bien » aborde de manière transversale les thèmes que nous avons détaillés plus bas.

1.2.2.1. Souhaits des patientes concernant la douleur :

La gestion de la douleur, pour cinq patientes interrogées, est quelque chose de simple puisque leur réponse est sans équivoque : elles auront une péridurale. Peu de patientes sont conscientes du fait que la péridurale ne sera posée qu'une fois le travail certain et que parfois la péridurale ne pourra pas être effectuée. Les patientes interrogées sont réalistes sur les effets de la péridurale, elles ne souhaitent pas « ne rien sentir » mais bien amoindrir les douleurs.

Ces patientes qui projettent d'avoir une péridurale n'évoquent pas d'autres moyens non médicamenteux d'accompagnement, de posture afin de diminuer leur douleur, comme s'il n'existait qu'une seule façon de pouvoir les soulager.

Lors des interrogatoires, une patiente (P7) est ambigüe vis-à-vis de son désir de péridurale du fait d'une peur réelle de « l'injection dans le dos » mais elle reste ferme sur son souhait de ne pas souffrir et exprime la crainte de ne pas savoir si elle sera capable de supporter la souffrance.

Trois patientes ne souhaitent pas de péridurale. Dans un cas, il s'agit d'une patiente ayant une préparation de type haptonomie et relaxation pour lequel « sentir son enfant descendre dans le bassin » est important, elle ne présente pas d'anxiété vis-à-vis de la douleur puisque pour elle il s'agit de quelque chose de temporaire. Dans un autre cas, il s'agit d'une deuxième geste qui a déjà bénéficié d'un accouchement sous péridurale et qui souhaiterait connaître l'accouchement sans péridurale avec l'espoir de supporter la douleur et de connaître un accouchement rapide. Enfin pour la dernière, il s'agit d'une patiente primigeste qui présente une peur des effets potentiels de la péridurale, elle craint de ne pas pouvoir se mobiliser correctement, de rester paralysée, et de ne pas réussir à pousser correctement avec une péridurale.

Lorsque l'on aborde la question de la douleur, deux patientes évoquent la notion d'écoute qu'il y ait ou non péridurale: la prise en charge de la douleur doit être basée sur l'écoute selon elles.

1.2.2.2. Rôle du conjoint :
Toutes les patientes souhaitent que leur conjoint soit présent lors de leur accouchement. Cette présence est nécessaire et suffisante. Elles n'attendent pas de lui qu'il

réalise des actes lors de l'accouchement. Elles attendent simplement qu'il soit là. Elles souhaitent qu'il soit là d'une part parce que le moment de devenir parent doit être partagé par chacun des deux parents, d'autre part le conjoint constitue la personne de confiance par excellence. Les patientes lui attribuent un rôle protecteur. Certaines patientes espèrent que leur conjoint saura les aider, les calmer, les conseiller, trouver les mots justes pour les rassurer. Quelques patientes imaginent que le conjoint sera la personne qui permettra d'échanger au mieux avec le milieu médical, d'exprimer les désidératas de la patiente comme un « prolongement social » (P9)

D'autres patientes (P4, P7) ont l'appréhension que leur conjoint ne soit pas traité avec autant d'égards qu'elles, et qu'il ne puisse pas partager ce moment autant qu'elles à cause de l'organisation même de l'accouchement or elles souhaitent qu'à tous les stades il puisse être présent.

1.2.2.3 Souhaits des patientes concernant le nouveau - né :

Le souhait exprimé est par une majorité de patientes est celui d'avoir son enfant dès l'accouchement avec elles dans la mesure du possible.

Au travers du peau à peau, elles expriment vouloir avoir un enfant en bonne santé, qui n'aura pas « souffert des contractions », et sans malformations. Elles ont peu de crainte vis-à-vis de malformations éventuelles du fait du dépistage prénatal. Quelques unes expriment l'importance du premier lien avec leur enfant, leur impatience à le découvrir. Elles n'ont pas exprimé d'autres désidératas en ce qui concerne les soins si ce n'est de permettre au père du nouveau -né de prendre part aux soins s'il le souhaite.

1.2.2.4. Durée du travail :

La majorité des patientes interrogées souhaitent avoir un travail relativement court. Les patientes ont une idée précise en terme de durée qui est de l'ordre de 4 à 5 heures. Ce travail doit être rapide par rapport à un travail habituel de primipare mais il doit toutefois permettre d'obtenir la péridurale pour celles qui la souhaitent.

Les patientes craignent le travail trop long du fait de la fatigue occasionnée et donc de l'effet que cela pourrait avoir sur leur capacité physique lors des efforts expulsifs. Elles craignent que le futur nouveau- né « souffre des contractions », elles craignent également l'ennui de leur conjoint. Une patiente ayant déjà accouché évoque même de la culpabilité vis-à-vis de son conjoint du fait d'un travail long pour son précédent accouchement. Les patientes évoquent l'impatience de rencontrer leur enfant.

1.2.2.5. Les attentes vis-à-vis de l'équipe médicale

- D'un point de vue technique:

Les patientes ne signalent pas d'attentes particulières. Au contraire elles marquent toutes leur incapacité à juger des compétences techniques de l'équipe médicale et montrent leur « confiance entière et totale » (P1) pour ce qui est de cet aspect-là.

-En dehors des compétences techniques :

Les patientes attendent de l'équipe médicale de l'empathie, de l'écoute et du calme. Elles souhaitent que l'équipe médicale respecte ce moment de la naissance qui reste rare dans la vie d'une femme.

Par ailleurs, plusieurs patientes souhaitent ne pas être traitées « simplement comme un corps », elles parlent souvent d'être considérées comme un « être humain ». Le rôle de la sage- femme est essentiel pour les patientes : c'est la personne qui doit à la fois les comprendre, les respecter, les conseiller et s'adapter à leur demande.

La sage- femme doit être présente, disponible, calme, mais aussi savoir « recadrer » les patientes (P1) afin qu'elles puissent comprendre ce qu'elles doivent faire et arrivent à le faire au mieux. Pour 2 patientes, la sage -femme lors de l'accouchement est plus qu'une aide médicale elle fait partie de la famille, le temps de la naissance (P9 et P4).

1.2.2.6 Souhaits des patientes concernant l'information :
Lorsque l'on aborde la question de l'information, les patientes sont toutes unanimes sur un fait: elles veulent tout savoir « même si ça se passe mal » (P3). Elles ne demandent pas les bases physiopathogéniques du problème éventuel mais plutôt des explications concises et adaptées à leur niveau de compréhension.

Elles sont également compréhensives vis-à-vis des situations d'urgence mais aimeraient tant que faire se peut, une « petite phrase d'explication » (P3) pour mieux comprendre.

Pour les patientes, l'information est à la base de la réassurance, elles préfèrent « savoir ce qu'il se passe » plutôt que le silence ou l'inconnu. L'information c'est aussi donner l'objectif des examens, prévenir des éventualités concernant l'évolution du travail et donner les résultats de l'évolution du travail. Si l'information permet de rassurer elle est également un des moyens d'instaurer et de communiquer la confiance.

1.2.2.7. Souhaits des patientes concernant la confiance :

Elle est pour les patientes présente par nécessité. De fait, les patientes se sentent incapables d'accoucher sans un accompagnement médical, la confiance est donc un maillon nécessaire à l'accouchement. Comme nous l'avons déjà décrit, la confiance passe par la communication. Certaines patientes appréhendent la possibilité d'intervenants multiples lors de l'accouchement du fait d'une perte de confiance.

1.2.2.8. Souhait des patientes concernant l'intimité

Multiplicité des intervenants :

Les patientes préfèreraient toutes qu'il n'y ait qu'une seule personne responsable des soins médicaux qui les accompagne et que cette personne ne change pas en cours de travail. Les parturientes se révèlent compréhensives vis-à-vis des obligations concernant la logistique hospitalière et acceptent l'éventualité d'un changement d'équipe en cours de travail. Elles se montrent toutefois un peu craintives : les informations concernant les patientes seront-elles bien transmises ? Y aura-t-il une qualité relationnelle aussi bonne ?

Par ailleurs elles abordent également la multiplicité des intervenants en nombre de personnes présentes dans la salle d'accouchement lors de la 3° partie du travail, elles acceptent volontiers la présence d'une étudiante, mais ne souhaitent pas non plus être l'actrice principale d'un « spectacle ». La notion de voyeurisme est abordée lorsqu'elles parlent de la multiplicité des intervenants.

Nudité

Les patientes sont peu préoccupées par cet aspect de l'accouchement. Il leur semble clair qu'elles devront être nues pour accoucher. Le respect de leur intimité n'est pas une source de crainte, plutôt une évidence.

Intimité du couple :

Si la sage -femme fait partie intégrante de l'accouchement, elle doit également respecter des moments où la patiente et son conjoint se retrouvent. « On a besoin de moment pour pleurer ensemble » (P9) avant ou après l'accouchement mais aussi lorsque le nouveau né sera présent.

1.2.2.9 Souhaits des patientes concernant la participation active :

Toutes les patientes interrogées souhaitent prendre part aux décisions lors de leur accouchement. Cette prise en compte de leur choix est obtenue par l'information. Pour elles, prendre part aux décisions c'est être suffisamment informées des conséquences des éventuelles décisions prises, avoir la possibilité de refuser des soins, sentir qu'elles maîtrisent la situation.

Pour certaines, notamment celles qui ont déjà accouché, l'importance de la participation active est relative : ces patientes sont plus conscientes qu'il s'agit d'un rôle « consultatif plus qu'actif ». En effet, les patientes ayant déjà accouché savent que certaines décisions doivent être prises par l'équipe médicale et que la volonté de maîtrise des événements est illusoire : « on se réfère à l'autorité, celle du savoir » (P9).La participation active est d'autant plus importante pour les patientes que l'accouchement symbolise le premier acte de parent et qu'en tant que tel les patientes souhaitent prendre part aux décisions comme décisions prises en tant que parent.

1.2.3. Peur des patientes concernant leur accouchement :

1.2.3.1. Craintes des patientes concernant leur douleur :
La douleur est une source d'inquiétude d'une part à cause des histoires familiales, d'autre part parce que celle-ci est inconnue pour les primigestes.

La peur de la douleur correspond, pour certaines patientes à la peur de ne pas réussir à se contrôler.

Elles évoquent également la peur fantasmée : elles anticipent cette douleur comme étant « la plus forte » (P3) La notion également de douleur qui submerge est fréquemment évoquée, les patientes ne souhaitent pas être focalisées sur la douleur à un moment où elles voudraient être en pleine possession de leur moyen afin d'accueillir leur enfant.

1.2.3.2. La peur de méconnaitre le moment de se rapprocher du CHU :

La plupart des patientes révèlent leur angoisse vis-à-vis de l'accouchement à domicile lors de l'évocation de ce thème :

-« Accoucher à domicile c'est mettre leur vie et celle de mon futur enfant en danger »(P7)

-« Accoucher à domicile c'est mettre mon conjoint dans une situation délicate », dans un rôle qu'elles ne souhaitent pas qu'il ait. (P5)

-Accoucher à domicile ce serait « trop un acte mammifère » (P6)

La plupart des patientes ne sont donc pas inquiètes sur leur venue au CHU, elles savent qu'elles viendront probablement un peu tôt mais préfèrent venir à tort que l'inverse.

Cette peur se réfère donc au côté sécuritaire de l'institution : accoucher sans la présence de l'équipe médicale n'est pas envisageable par les patientes.

1.2.3.3. La peur de ne pas « y arriver »:

5 patientes sont confiantes (P2, P3, P5, P9, P10) dans leur capacité et n'expriment pas la peur de ne pas « y arriver » qui correspond à la peur de ne pas être à la hauteur, d'échouer. « Ne pas y arriver » ce serait aussi perdre pied, paniquer, se laisser déborder.

Les 5 autres sont plus anxieuses vis-à-vis de leurs capacités, mais elles évoquent plus volontiers leur crainte quant à leur capacité d'être mère que pour ce qui est de l'accouchement.

Elles révèlent des craintes concernant les gestes du quotidien, comme également leur possibilité d'établir le lien avec l'enfant.

1.2.3.4. La peur de paniquer

Cette peur est présente chez les nullipares. Elle est évoquée notamment lorsqu'elles traitent des premières contractions (Les patientes imaginent que les premières contractions seront déjà extrêmement douloureuses), vont-elles savoir réagir comme elles le voudraient ? Elles n'associent que rarement la panique aux efforts expulsifs, mais plutôt à la douleur. Elles associent la panique au fait d'être seule : elles parlent de paniquer avant leur arrivée au CHU ou avant l'arrivée de leur conjoint.

1.2.3.5. Peur de la césarienne :

Lorsque la peur de la césarienne est évoquée, les patientes la justifient pour plusieurs raisons :

-la notion d'échec de la future mère dans son premier acte de maman.

-la notion de peur de l'inconnu.

-la peur de vivre l'événement de la naissance, seule, c'est-à-dire séparée du conjoint.

- la peur des suites post -opératoires (perte de capacités physiques dans l'accueil de l'enfant)

-la peur d'échouer dans l'établissement de la relation mère -enfant avec l'impossibilité d'avoir son enfant avec soi.

-La peur de l'indication de césarienne avec la notion de « souffrance fœtale »

Mais les patientes ne parlent pas de la peur de l'acte chirurgicale en lui-même.

1.2.3.6. La peur de l'épisiotomie :

Les patientes ont toutes signifié leur peur d'avoir une épisiotomie. Certaines ont parlé d'image fantasmée de « torture » (P9), ce qui reflète bien l'imaginaire existant auprès des patientes concernant cet acte. D'autres avaient surtout peur que l'acte soit réalisé alors qu'il était non justifié, la plupart ne souhaitent pas « d'épisiotomie à titre systématique » mais restent largement consentantes « en cas de besoin ». La peur de l'épisiotomie est supérieure à celle de la déchirure qui reste dans l'imaginaire des patientes plus « naturelle ».Les patientes semblent donc craindre davantage le geste d'incision du périnée par autrui que la suture ou la cicatrisation. Aborder la peur de l'épisiotomie a permis de souligner l'anxiété des patientes concernant une possible détérioration de leur périnée, qui pourrait être à l'origine de difficultés dans leur relation sexuelle future même en dehors de toutes lésions périnéales. Abordant ce type de déchirure, les patientes révèlent une crainte concernant leur relation sexuelle après leur accouchement : seront-elles les mêmes ? Auront-elles les mêmes sensations ?

1.2.3.7. L'extraction instrumentale :

Lorsque la possibilité d'une extraction instrumentale est évoquée, les patientes sont confiantes sur l'indication de réalisation du geste, elles sont plus craintives vis-à-vis des conséquences néonatales éventuelles. Pour certaines, une aide à l'expulsion serait là aussi le témoin d'un échec des capacités maternelles, mais la nécessité du geste le leur fait accepter.

1.2.3.8. La peur de la mort :

Cette peur n'existe pas chez toutes les patientes. Pour certaines, c'est la peur principale, pour d'autres la mort n'a pas de place lorsque l'on donne la vie.

Le thème de la mort permet aux patientes d'évoquer l'aspect sécuritaire d'une institution comme une maternité de CHU. Cette notion sécuritaire réside tant dans l'institution elle-même que dans les possibilités de prise en charge à tout moment dans les plus brefs délais. Elle contre balance les craintes potentielles de mort, d'hémorragie, de complications que ce soit pour la patiente ou son enfant.

1.2.3.9. La peur de l'hémorragie du post -partum:

Seule une patiente (P7) présente une peur de l'hémorragie du post -partum: il s'agit d'une infirmière dont le conjoint travaille en service de réanimation,(habitué à soigner les patientes prises en charge pour de telles complications).Les patientes savent bien que lors d'un accouchement elles vont saigner mais n'imaginent pas que le saignement puisse être grave. Elles signalent par ailleurs leur confiance dans la prise en charge de l'équipe médicale : « peur du saignement non, on ne me laissera pas me vider de mon sang » (P1).

1.2.4. Souhait et craintes inattendus:

Une patiente nous a révélé sa crainte de la météo et de la neige, (un mode indirect de traiter la peur de ne pas accoucher en milieu hospitalier)

Une patiente exprime le souhait d'accoucher par césarienne (P9)

Deux patientes souhaiteraient accoucher dans un environnement serein et calme. Aucune patiente n'a mentionné le souhait de rédiger un projet de naissance.

2 Analyse de la forme

2.1. Comparaison de notre population d'étude (tableau 1) :

	Sages-femmes	patientes	Student
Age moyen	29	32	0,23
Gestité	1 ,1	1,8	0,21
Année d'études post baccalauréat	5	0,8	p = 0 ,0018

Tableau 1

2.2 Principal souhait, principale crainte :

2.2.1. Souhait principal : (figure 1)

L'item du principal souhait évoqué par les patientes et les sages -femmes aborde 6 thèmes. Deux patientes et une sage- femme n'ont pas pu se prononcer sur ce sujet. Les patientes ont une répartition relativement homogène sur 4 thèmes, avec un thème prépondérant qui est celui du bien -être du nouveau -né à la naissance, apparaît ensuite la notion d'accouchement naturel, enfin la question de la douleur.

Pour ce qui est des sages -femmes, la répartition est plus variée. Si le thème du bien -être du nouveau -né est majoritaire, les sages- femmes évoquent aussi l'écoute et le respect de la personne, la prise en charge de la douleur et la conformité de l'accouchement à l'idéal des patientes.

Mais il n'existe pas de différences significatives sur de tels effectifs.

.

COMPARAISON DU PRINCIPAL SOUHAIT DES PATIENTES VS LES SAGES-FEMMES

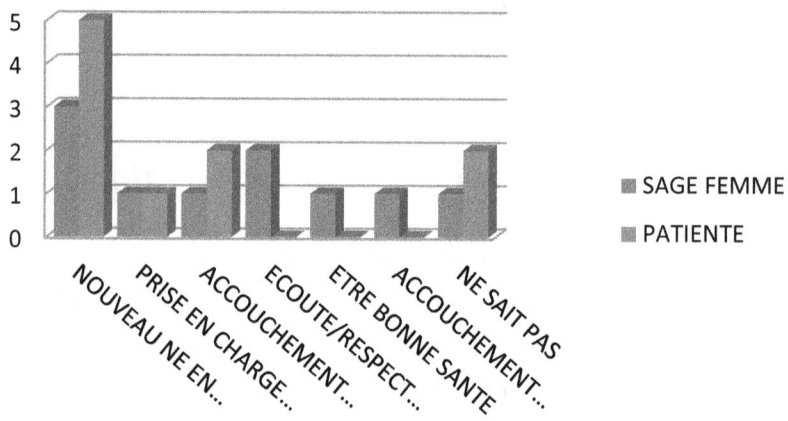

Figure 1

2.2.2Principale crainte (figure 2)

En ce qui concerne leur crainte principale, les patientes sont essentiellement (5/10) préoccupées par l'état du nouveau –né à la naissance, et la peur d'être une mauvaise mère tandis que les sages –femmes pensent que la principale crainte des patientes est la peur de mourir ou de souffrir. Il n'y a pas de différences significatives, selon le

54

test non paramétrique de Fisher, en terme de répartition des deux groupes.

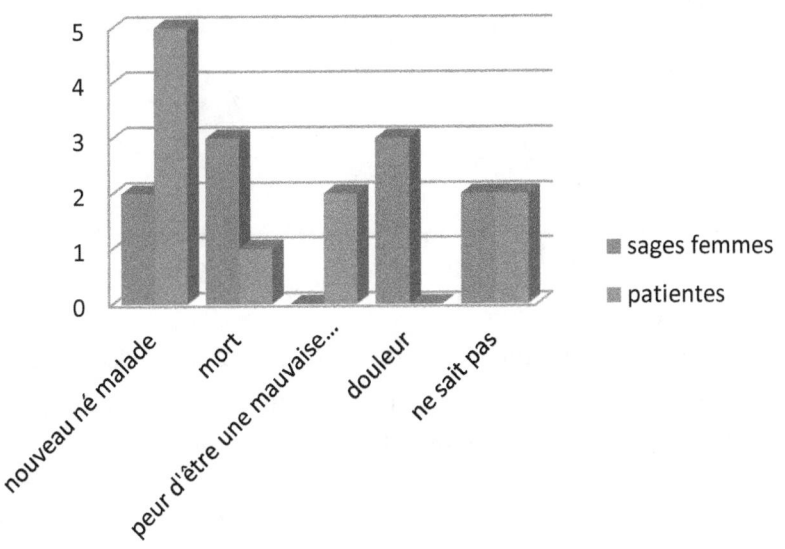

COMPARAISON DE LA PRINCIPALE CRAINTE SAGE-FEMME VERSUS PATIENTE

Figure 2

2.3 Durée par thème dans le discours.

2.3.1 Durée des discours : analyse globale (tableau 2 ; figure 3)

Durée en seconde	patientes	sages-femmes	Test Student
Discours moyen	1771,3	2014, 3	p=0,32
Discours utile moyen	1450,49	1600,1	P=0,42
Durée moyenne des souhaits	927, 3	1260,4	p=0,03
Durée moyenne des craintes	510,5	339,7	p=0,028

Tableau 2

La durée moyenne de discours total et du discours utile chez les patientes est moins longue que chez les sages - femmes mais non significative,

Le temps consacré à évoquer les craintes par rapport aux souhaits est différent chez les patientes et les sages - femmes comme le montrent les graphiques (figure 3). Les patientes évoquent davantage de craintes de façon significative (p<0 ,05)

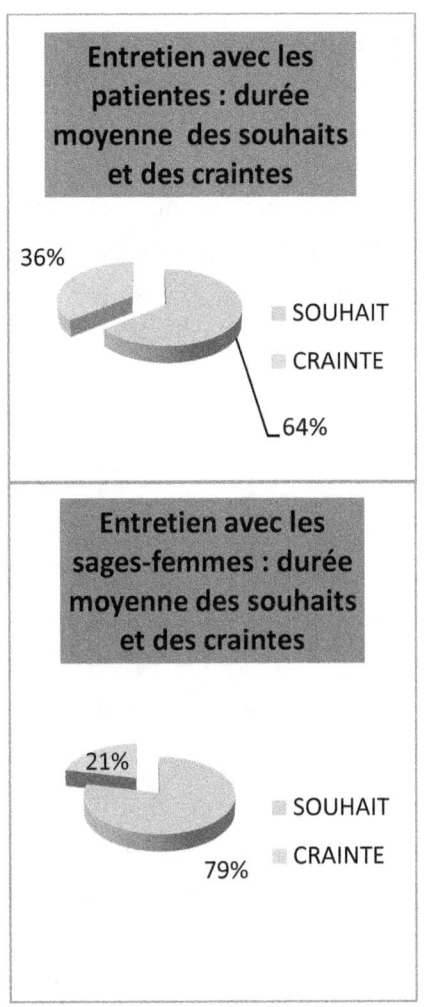

Figure 3

2.3.2 Etude de la durée par thème (tableau 3):

Si l'on s'intéresse au temps imparti en secondes par thème, il n'existe que 2 thèmes ayant une différence significative :

57

-la peur des interventions médicales (césarienne, forceps, épisiotomie) qui occupe plus de temps dans le discours des patientes que dans celui des sages- femmes.

-la participation active à l'accouchement est une thématique qui est plus importante en terme de durée du discours chez les sages-femmes que chez les patientes

Durée moyenne en seconde	Patientes	Sages-femmes	Test de Student
Accoucher avec un homme	30,4	21	P=0,5
Actes médicaux	146,4	57,8	**P=0,007**
Actrice accouchement	30,4	170	**P=0,0008**
Durée travail	47,1	57,9	P=0,49
Image de la mère	82,4	59,8	p =0,31
Information	69,1	101,9	P=0,07
Douleur	133,4	213,1	p = 0,18
Mort	25,4	30,8	P =0,68
Hémorragie	18,1	12,3	p =0,48
Accouchement idéal vs réel	12,4	12,3	P =0,99
Intimité	181,31	208,8	p =0,48
Maîtrise de soi	35	38	P =0,85
Nouveau-né	163	164	P =0,99
Position	60,1	78,2	P =0,50
Rôle de la sage-femme	167,3	238,9	P =0,065
Rôle du père	95,6	98,5	P=0,90
Quand venir CHU	57	44,8	P=0,47

bleau 3

2.3.3 Pourcentage de temps imparti par thème dans le discours (tableau 4, figure 3) :

La durée des entretiens étant plus courte chez les patientes que chez les sages -femmes, nous avons étudié le pourcentage de temps imparti par thème, ce qui permet d'éliminer les contraintes de durée des entretiens.

Le pourcentage de temps imparti par thème est obtenu pour chaque thème en divisant la somme des durées pour le thème, et en le divisant au temps total de discours du groupe étudié.

% de temps imparti dans les discours	Patiente	Sage-femme	Test Mann-Withney
Accouchement idéal vs réel	1%	1%	-
Accoucher avec un homme	2%	1%	-
Actes médicaux	10%	4%	**< 0,002**
Douleur	9%	13%	-
Durée du travail	3%	4%	-
Hémorragie	1%	1%	-
Information	5%	6%	-
Intimité	13%	13%	-
Maîtrise de soi	2%	2%	-
Mère idéale	6%	2%	
Mort	2%	2%	-
Nouveau né	11%	10%	-
Participation active	8%	11%	-
Position	4%	5%	-
Quand venir au CHU	4%	3%	-
Rôle de la sage-femme	12%	15%	-
Rôle du père	7%	6%	-
total	100%	100%	

Tableau 4

En terme de pourcentage de temps imparti dans le discours la répartition est différente et de façon significative pour 2 thèmes, les interventions médicale et l'image de la mère idéale : les patientes y attribuent plus d'importance dans leur discours que les sages -femmes.

Toutefois il faut noter que pour les 5 principaux thèmes, c'est-à-dire ceux qui représentent plus de 50% du discours de nos deux groupes les thèmes abordés diffèrent uniquement par un item chacun :

Pour les sages-femmes il s'agit des thèmes : rôle de la sage-femme, douleur, intimité, nouveau-né et participation active

Pour les patientes, les 5 principaux thèmes sont : rôle de la sage-femme, douleur, intimité, nouveau-né et intervention médicale.

Le groupe des sages-femmes et celui des patientes diffèrent donc de participation active versus intervention médicale. (Ce qui est concordant si l'on regarde uniquement la durée).

Dans le sous-groupe des thèmes les plus importants (tableau 5) dans le discours si l'on applique un test de Mann-Withney alors il existe une différence significative de l'importance de l'intervention médicale et du nouveau-né. Dans le discours des patientes ces deux thèmes occupent plus de temps.

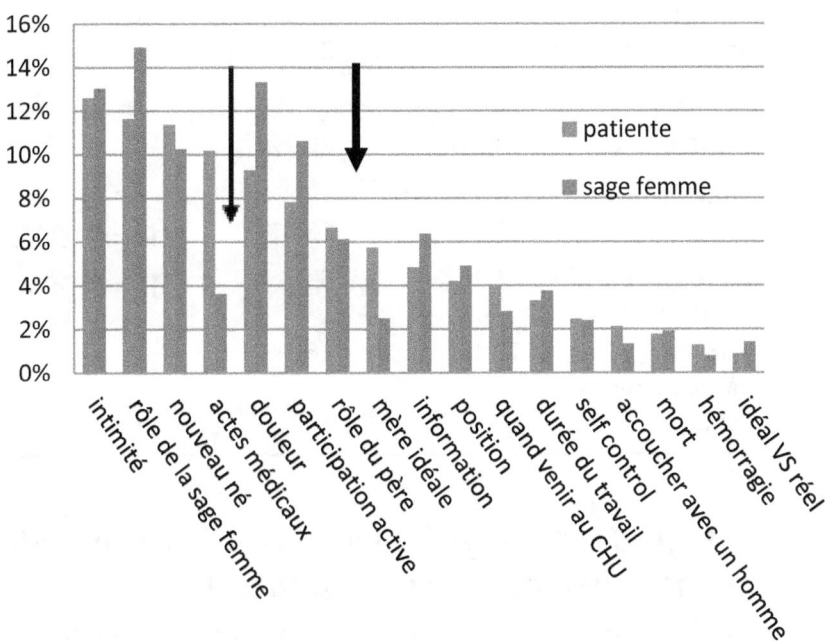

COMPARAISON DES POURCENTAGES DE TEMPS IMPARTI
PAR THÈME CHEZ LES SAGES-FEMMES ET LES PATIENTES

Figure 4

63

Thèmes principaux	patientes	Sages-femmes	T Mann-Withney
qualité de la sage-femme	19,3%	22,7%	-
douleur	14,9%	20,2%	-
intimité	19,7%	19,8%	-
bébé	18,3%	15,6%	**P =0 ,002**
intervention médicale	15,7%	5,5%	**P = 0,004**
actrice accouchement	12,1%	16,2%	-
total	100	100	-

Tableau 5

2.4 Etude de la fréquence de récurrence de chaque thème (tableau 6, figure 4) :

La fréquence de récurrence correspond à l'étude du nombre de fois qu'un même thème est abordé.

Elle peut être inférieure à 1 lorsque les thèmes n'ont pas été abordés par tous les membres des groupes.

Lorsque l'on compare la fréquence de récurrence des thèmes dans le discours, on remarque que les sages - femmes reprennent plus souvent la thématique de l'information que les patientes. Certaines catégories comme la douleur et le self- contrôle sont abordées selon la même fréquence.

Tableau 6

	Fréquence moyenne de récurrence patiente	Fréquence moyenne de récurrence sage-femme	STUDENT
Rôle de la sage-femme	6,60	7,7	P=0,34
Douleur	2,90	2,9	p=1
Intimité	3,30	43	p=0,19
Information	1,60	4,3	
Rôle du père	1,80	1,3	p=0,29
Nouveau-né	3,40	3,1	p=0,69
Durée travail	1,20	1,4	P=0,59
Position	1,20	2	p=0,080
Quand venir au CHU	0,90	1	p=0,75
Intervention médicale	4,10	3,4	p=0,39
Image de la mère	1,80	1,3	p=0,14
Maîtrise de soi	1,20	1,2	p=1
Accoucher avec un homme	0,70	0,3	p=0,080
Actrice accouchement	2,20	2,8	p=0,32
Mort	1,10	1,3	p=0,67
Hémorragie	0,90	0,7	p=0,53
Idéal versus réel	0,20	0,6	p=0,20

Figure 5

récurrence moyenne par thèmes

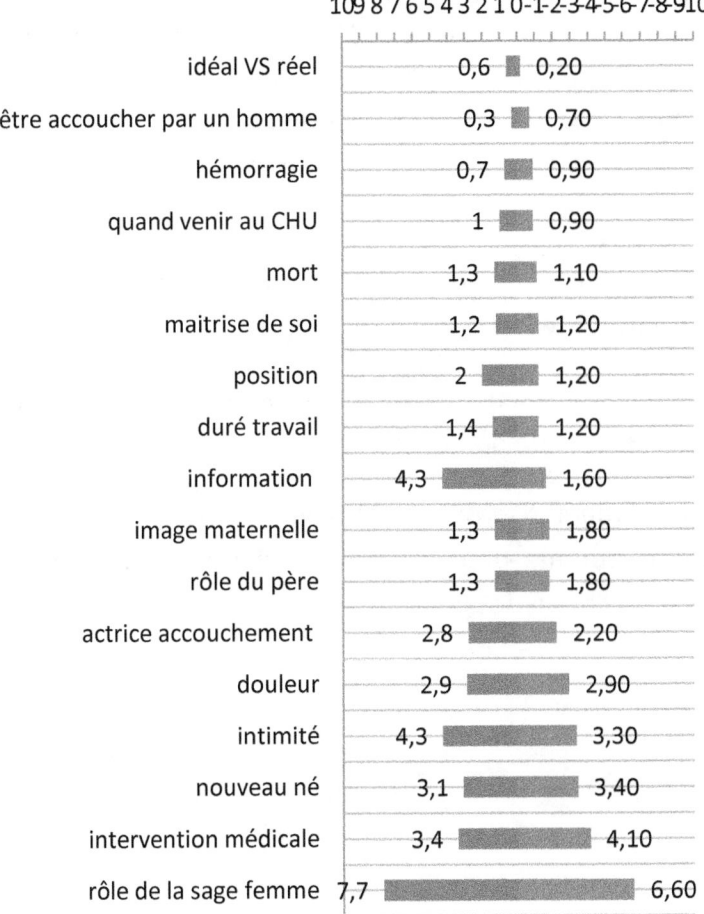

2.5 Etude de l'ordre dans lequel les thèmes sont abordés (figure 5) :

Nous avons procédé selon une matrice de questions dans un ordre similaire chez les sages- femmes et les patientes. Etudier l'ordre dans lequel les thèmes surviennent dans le discours serait soumis au biais de l'ordre de la matrice de questions, nous avons donc choisi d'étudier les différences d'ordre moyen qui sont représentées par le graphique :

Lors des entretiens, les sages -femmes abordent plus tôt les thèmes suivants:

La peur d'être une mauvaise mère, et celle d'être accouchée par un homme

D'autres thèmes seront abordés au même moment dans le discours comme pour la prise en charge de douleur, la nudité, la notion de conseil.

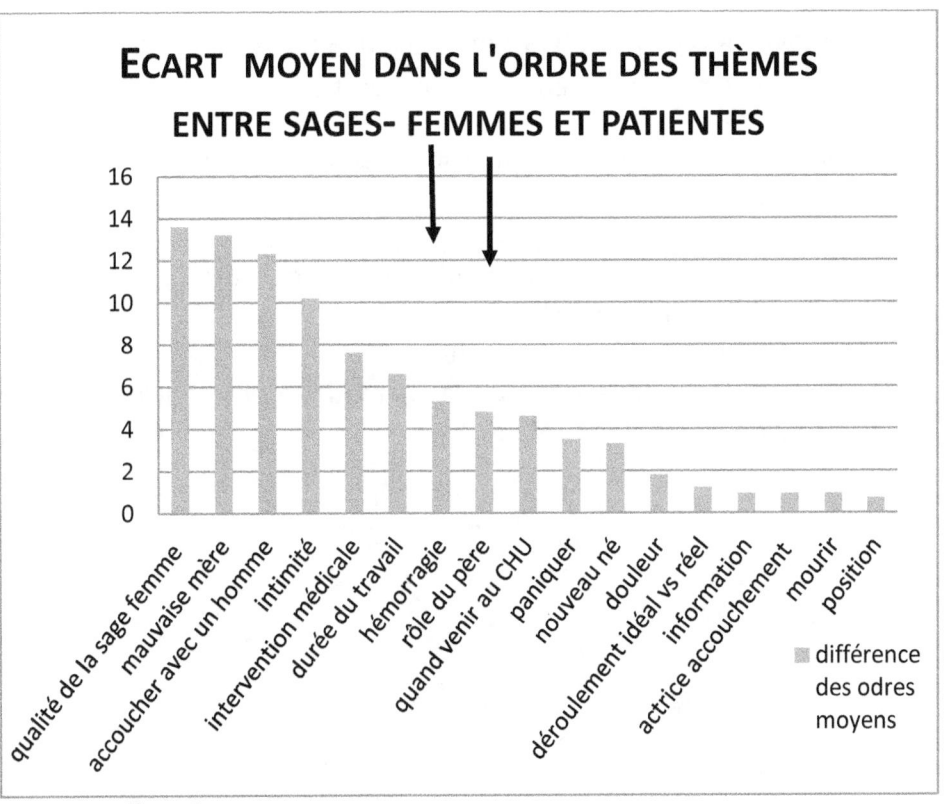

Figure 6

2. 6Thèmes évoqués spontanément ou après une question :

Les entretiens étaient semi -dirigés, certains thèmes ont donc été abordés sans question, de façon spontanée par les personnes interrogées, d'autres ont été induits par des questions. Quelques uns n'ont pas été abordés soit par oubli simple de l'investigateur soit parce qu'ils n'apparaissaient pas logiques dans la dynamique de l'entretien.

En moyenne, les patientes ont eu tendance à éprouver davantage le besoin de répondre aux questions.

Il n'y a pas de différences significatives en terme de thème non traité.

-la peur que l'accouchement réel ne soit pas l'accouchement idéale (p=0 ,006)
-la peur d'être une mauvaise mère (p=0 ,03)
La répartition pour le reste de la thématique ne montre pas de différences significatives.

COMPARAISON DE LA PROPORTION DE THÈME INDUIT OU ABORDÉ SPONTANÉMENT CHEZ LES SAGES-FEMMES VS LES PATIENTES

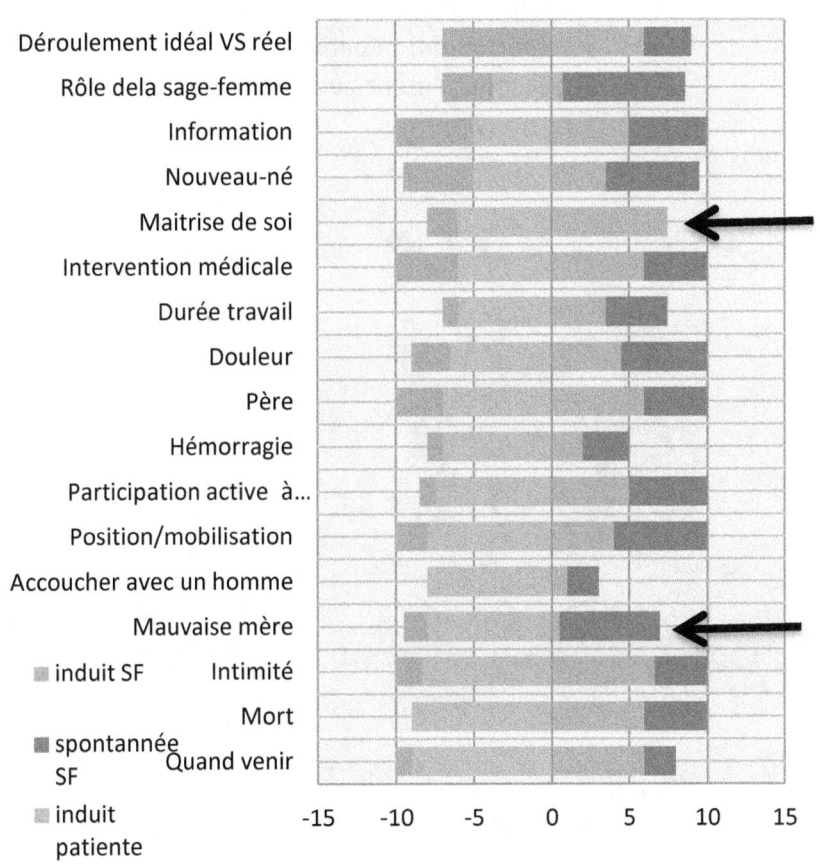

Figure 7

Au total :

L'étude de la forme du discours nous permet de montrer des différences nettes sur certains thèmes.

Les principales différences portent sur 6 thèmes :

-        Les interventions médicales
-        La mère idéale
-        L'information
-        La participation active
-        L'accouchement avec un homme
-        Le nouveau-né

DISCUSSION

1   Résultats principaux et intérêts :

Notre étude permet de répondre à notre objectif principal : connaitre les souhaits et les craintes des patientes qui accouchent au CHU de Poitiers. Les interviews des patientes et des sages-femmes nous offrent un recueil de données complémentaires, elles fournissent une information précise sur les souhaits, les craintes des femmes pour leur accouchement.

Les souhaits des femmes pour leur accouchement sont d'ordre technique : concernant la gestion de la douleur, la durée du travail, l'information et le nombre d'intervenants, la réalisation de l'épisiotomie, l'état de santé de leur futur enfant.

Mais également d'ordre relationnel notamment en ce qui concerne la confiance, la présence, l'écoute, la réassurance, la présence de leur conjoint.

Pour ce qui est des craintes, elles vont bien au-delà de l'accouchement puisqu' il s'agit de craintes concernant la possibilité d'extraction instrumentale, la peur de ne pas se rendre au CHU au bon moment mais également la peur d'être une mauvaise mère ou encore celle de mourir.

Notre étude confirme notre hypothèse initiale concernant les différences de point de vue entre les soignants et les p atientes. Les différences apparaissent surtout pour les thèmes suivants pour ce qui est de la forme:

- intervention médicale.

- participation active.

-les préoccupations pour le nouveau- né.

Les patientes parlent essentiellement de leurs craintes des interventions médicales, surtout en ce qui concerne l'épisiotomie qui apparait dans leur discours plus traumatisante que la césarienne alors que les sages-femmes centrent leur prise en charge sur la notion de participation active.

Pour le fond, des différences notables existent sur la technicité dans l'accouchement, en effet les patientes ne présentent pas de désidérata particuliers concernant les éléments techniques de l'accouchement ni pour ce qui est de leur conjoint en dehors de sa présence.

.

2. Force et limite de l'étude :

2.1 Force

Il s'agit d'une étude prospective qualitative comme semblait l'imposer le sujet. Elle permet d'évaluer le sujet dans sa globalité et le plus exhaustivement possible. La méthodologie mixte à la fois qualitative par des entretiens semi -directifs qui abordent le sujet en profondeur (22) associée à l'objectivation quantitative de différence, nous donne la possibilité de traiter notre question et d'effectuer des comparaisons précises.

Notre étude permet au mieux de répondre à la question posée : quels sont les souhaits et les craintes des futures parturientes ? La comparaison réalisée avec ce que les sages -femmes imaginent que les patientes souhaitent montre qu'il existe des différences de point de vue dans certains domaines notamment dans l'évaluation des craintes des patientes par rapport à leur souhait. Mais également dans l'importance accordée à certains souhaits.

La durée des entretiens était en moyenne de 30 minutes ce qui a permis d'aborder une thématique large et détaillée.

Pour ce qui est de la comparaison qualitative, les 4 variables étudiées sont :

-       la durée des enregistrements,

-       le pourcentage de temps imparti par thème,

-       l'ordre des thèmes,

-       la fréquence de récurrence des thèmes,

Cette approche nous autorise un abord de l'importance des thématiques sur plusieurs axes qui se révèlent complémentaires. Elle conforte notre analyse, puisqu' il n'existe pas de données contradictoires avec l'étude du fond ni même entre les variables.

Cette étude constitue la première étape pour l'amélioration de la satisfaction des patientes. Or on sait qu'un mauvais vécu de l'accouchement peut être à l'origine d'un syndrome de choc post -traumatique (23, 24) de dépression du post -partum (25), d'un plus long délai entre deux grossesses (26) ou même d'une demande de césarienne d'indication non médicale à la grossesse suivante (27).

Il existe peu d'études dans le domaine des souhaits et des craintes des patientes concernant l'accouchement, et une seule française (28) lors de ces 10 dernières années. Par ailleurs nous n'avons pas retrouvé d'étude qui s'intéressait à la fois au point de vue des sages-femmes et des femmes pour ce qui est de l'accouchement que ce soit dans la littérature française ou étrangère.

2.2 Biais potentiel de l'étude :

2.2.1. L'investigateur :

Pour ce type d'enquête, il faut un investigateur entraîné, qui n'influence pas les réponses aux questions. Or l'investigateur étant un interne, sa position et son rôle dans la hiérarchie hospitalière ont pu modifier les réponses aux questions. Ainsi les personnes interrogées auront pu effectuer une réponse en fonction de ce qu'elles pensaient que l'investigateur attendait. Les sages -femmes auront accentué la prise en charge « émotionnelle » alors que les patientes auront eu tendance à évoquer davantage les aspects « techniques » de l'accouchement.

L'investigateur a pu se laisser diriger par les personnes interrogées lors de ces entretiens et oublier certains thèmes lorsqu'ils ne semblaient pas logiques dans la dynamique de l'entretien. Mais il est toutefois à noter que si certains thèmes ont été oubliés, il n'existait pas de différences significatives dans la proportion de thèmes non abordés dans nos deux groupes.

Enfin les interrogatoires se sont déroulés sur le lieu de travail des sages -femmes et le lieu d'accouchement des patientes, ce seul fait a pu influencer leurs réponses.

2.2.2. La population :

Nos 2 groupes ayant participé à l'étude sont comparables en terme d'âge et de gestité, toutefois leur niveau d'étude est différent.

Cette différence était une nécessité puisque nous souhaitions avoir un large spectre de réponses et que certaines études montrent une différence des désidérata des patientes concernant leur accouchement en fonction de leur situation socio- économique dont le niveau d'étude peut être une approximation . Si la population sélectionnée l'avait été sur le niveau d'étude afin qu'il soit comparable à celui des sages -femmes, le biais aurait porté sur l'analyse du fond des discours, or nous avons préféré le privilégier.

Nous avons effectué une étude sur un faible échantillon qui n'est pas représentatif de la population: aucune patiente d'origine étrangère n'a accepté de participer et au niveau des sages- femmes un seul maïeuticien a été interrogé.

Du fait de la taille de notre échantillon de femmes certains souhaits n'ont pas été formulés: il n'est pas mentionné de projet de naissance écrit par les femmes, alors que 4 sages-femmes l'évoquent.

Nous avons décidé d'interroger les patientes après le terme de 32SA, notre terme moyen était de 34SA, les souhaits des patientes sont dynamiques, (13) il est possible qu'à un terme plus tardif ou même juste avant l'entrée en travail certains souhaits auraient été différents avec peut être la réalisation du projet de naissance écrit. Mais d'un point de vue technique organisationnel et éthique il semblait complexe d'interviewer des patientes en travail. Effectuer des entretiens en post partum n'aurait pas répondu à notre objectif puisqu'il aurait été soumis au biais satisfaction des patientes et de mémorisation.

2.2.3. Limites de l'intérêt de l'étude :

- Chaque patiente présente des souhaits et des craintes différentes en fonction de son vécu. Si cette étude nous éclaire sur la globalité des souhaits et des craintes, au niveau individuel les souhaits et les craintes peuvent être différents.

- Nous ne savons pas si le fait de réaliser ou non les attentes des patientes lors de leur accouchement permettra d'améliorer leur satisfaction.

- Du fait de son faible effectif et de la cible choisie de patientes ayant décidé d'accoucher dans une maternité de type 3, Cette étude ne peut pas être considérée comme applicable aux souhaits/craintes de la population française.

3 Comparaison avec la littérature.

3.1. Concernant les souhaits et craintes des patientes

Une de nos hypothèses était que les patientes françaises, par leurs différences culturelles, sociales et économiques, présentaient des souhaits/des peurs différentes de celles déjà décrites dans la littérature anglo -saxonne. Cette hypothèse n'est pas vérifiée.

En effet, les patientes présentent des attentes comparables à ce qui est déjà décrit dans la littérature étrangère (29) pour ce qui concerne les éléments suivants:

-L'importance des craintes ayant trait **au bien- être du nouveau -né** (30,31), Rinjers montre que les patientes qui ont eu un mauvais vécu de leur accouchement ont eut des craintes pour la santé de leur enfant (32).

-la crainte des **interventions obstétricales non prévues** : extraction instrumentale, césarienne en urgence. Celle-ci est confirmée par une étude sur la satisfaction des patientes avec une corrélation au mauvais vécu de l'accouchement (32). Green (17) montre une relation inversement proportionnelle entre intervention obstétricale et satisfaction, puisqu'il existe une perte de contrôle. La césarienne en urgence peut également être vécue comme un traumatisme sévère (33,34)

-La description du mode **de relation que les patientes souhaitent avoir avec les professionnels de santé** (soutien, information, présence, confiance) est également retrouvée (32, 35,36).Une étude hollandaise montre également qu'à 3ans du post-partum, la satisfaction des femmes dépend de 3 facteurs, avec en premier lieu la qualité relationnelle avec l'équipe médicale (32). Saisto introduit (35) la notion que la peur d'accoucher provient dans 73% des cas d'un manque de confiance dans l'équipe obstétricale. Cette notion est contradictoire avec les résultats de notre étude puisque les patientes semblent avoir confiance en l'équipe et peur en leur propre capacité Mais Saisto traite de « la peur intense d'accoucher », nous n'avions a priori pas de patientes atteintes de cette peur .Par ailleurs en ce qui concerne la notion de l'importance de l'équipe médicale celle ci est confirmée par une étude qui montrent que les patientes souhaiteraient, au mieux être accoucher par quelqu'un qu'elles ont déjà vu, voir qu'elles pourraient choisir (37).Mac Kinnon (38) met en évidence que le soignants qui s'adaptent et comprennent les désirs de leurs patientes permettent un meilleur vécu de l'accouchement. Dans notre étude les sages-femmes comme les patientes soulignent l'importance pour les unes de rassurer et pour les autres d'être rassurées, ce qui permettrait une « sécurité psychique » (SF6). Par ailleurs certaines études montrent que le manque de soutien ressenti par les patientes est un facteur de risque de mauvais vécu de l'accouchement (36 ; 38). Plusieurs professionnels se sont intéressés à l'impact du soutien notamment dans le traitement de la « peur intense de l'accouchement » avec création d'équipes spécialisées dans l'accompagnement et la réassurance des patientes (39, 40) la notion de soutien répond à l'inquiétude des patientes concernant leur capacité propre à réussir à pousser (35). Elle semble donc capitale lors de l'accouchement .Elle existe quelque soit les pays (41).Dans une revue de la littérature (41) il est montré que le soutien des femmes est capitale il permettrait de diminuer la durée du travail, la demande d'anesthésie péridurale, le taux d'extraction instrumentale et d'améliorer le vécu de l'accouchement. Waldenström (42) confirme que la notion de soutien est fondamentale lors de l'accouchement, elle serait plus importante dans la satisfaction des patientes que la réalisation de l'anesthésie péridurale. Le soutien ou réassurance incombe non seulement au conjoint, mais également à l'équipe médicale, représentée par la personne la plus proche de la patiente : la sage -femme. La revue de la Cochrane (41), souligne qu'il est important que les femmes soient accompagnées par quelqu'un habitué à être présent pour les femmes en travail, mais qui ne soit pas du corps médical. Cette idée semble être institutionnalisée par certains avec la réapparition en salle d'accouchement des « doulas » ces femmes, expertes dans le soutien des autres femmes en salle d'accouchement.

Green souligne l'importance, pour les patientes, d'être traitée avec respect et dans leur individualité(43).

La notion d'un suivi personnalisé et individualisé avec dans, l'idéal des femmes, un seul intervenant lors de la grossesse et de l'accouchement est confirmé dans la littérature scientifique, elle permettrait d'améliorer la confiance et le suivi(28).

-**La notion de participation active** est une thématique reprise dans plusieurs articles scientifiques (44,45, 46). Les articles qui traitent ce sujet opposent la médicalisation de l'accouchement à la participation active des femmes. Certains auteurs (45) montrent que faire participer la patiente à son accouchement n'est pas une notion moderne mais bien post moderne, il s'agit d'une simple question de « bon sens »: c'est la « sur médicalisation » des accouchements qui a amené à occulter l'importance du rôle propre des patientes. Lorsque cette thématique est abordée, que ce soit dans notre étude ou par les sages - femmes, la participation active est importante afin de ne pas déposséder les femmes de leur accouchement(46). La participation active permet aux femmes d'avoir une sensation d'accomplissement lors de leur accouchement. Elle constitue un des éléments principaux de la satisfaction des patientes. Certains auteurs montrent une différence entre le désir de participation active chez les primipares et les multipares (43). D'autres auteurs montrent que toutes les patientes souhaitent prendre part aux décisions mais que leur degré de participation est différent en fonction des personnes(47).

-**La peur de ne « pas arriver à pousser »** : il s'agit d'une peur déjà décrite dans d'autres études (23), notamment chez les patientes souffrant de « peur intense d'accoucher ». En effet *Saisto* avait retrouvé, chez 100 patientes atteintes de peur intense liée à l'accouchement, 65% de femmes inquiètes sur leurs capacités propres lors de la phase d'expulsion. (35).

-**le souhait de « contrôle »,** il fait écho à la peur de « ne pas y arrivé » en ce sens ou elle constitue le souhait « d'y arriver » .la notion de contrôle, que ce soit pour la sensation de maîtrise de soi ou pour la maîtrise de la situation et son importance dans la prise en charge des accouchements est retrouvée dans d'autres études (37).La maîtrise de la situation ou de soi va de paire avec la participation aux prises de décision . Pour certains auteurs (48), elle irait même au-delà, et mettrait en jeu des stratégies personnelles d'adaptation. Le contrôle de soi même (self control) ou de la situation (douleur, décision des équipes) est un élément important rapporté dans la littérature tant dans les attentes avant accouchement que dans la satisfaction des patientes post-accouchement. (43). Ainsi permettre la maîtrise de soi ou de la situation signifierait permettre le contrôle de la douleur selon les souhaits des patientes (23) (17, 43). Ce qui est confirmé par l'étude de Waldentröm : les patientes qui ont une expérience négative de leur accouchement ont comme facteurs de risque un manque de « contrôle » et une mauvaise gestion de la douleur (42)

Plusieurs éléments décrits dans notre étude concernant **la douleur** ont déjà été traités dans la littérature anglo - saxonne. Dans notre étude, les patientes comme les sages-femmes restent ambivalentes sur l'anesthésie péridurale. Si l'analgésie péridurale peut être une réponse adaptée à certaines patientes, elle ne l'est pas pour toutes les patientes. Mais cette ambivalence est concordante avec les données de la littérature. En effet on sait que l'expérience de la douleur est un des éléments du vécu négatif des accouchements (42 ;49) mais on sait également que l'utilisation de l'anesthésie péridurale n'améliore pas de façon significative la satisfaction des patientes pour leur accouchement (50,51).Cette pluralité vis-à-vis des souhaits concernant une analgésie en cours de travail est confirmée par Green (52) 67% des femmes souhaitaient utiliser des analgésiants pour rendre la douleur supportable, 22% étaient prêtes à supporter beaucoup de douleur pour ne pas utiliser d'analgésiant, et 9% des femmes souhaitaient un travail sans analgésie.

Des études soutiennent les propos recueillis dans notre étude, elles confirment que :

- l'absence de douleur implique une perte de contrôle (53)

-la capacité de gestion de la douleur importe plus que la douleur en elle -même (54)

- Les femmes ne savent pas à quel degré de douleur s'attendre. Elles souhaitent que la douleur soit supportable avec ou sans anesthésie (55)

-la douleur pour quelques femmes est essentielle dans la transition vers la maternité (49)

L'information est également retrouvée comme nécessaire au cours de l'accouchement (17)

L'information est développée à 3 niveaux :

- en amont de l'accouchement par des cours de préparation à l'accouchement, elle permettrait d'expliciter le déroulement classique d'un accouchement, de renseigner sur les méthodes d'analgésie (56) de diminuer l'anxiété des patientes (13 ; 18)
-Pendant l'accouchement elle jouerait un rôle capital pour permettre une meilleur participation dans les prises de décisions, elle constitue un des piliers de la relation de confiance qui doit s'établir entre les patients et le personnel médical(17)

-En post partum (57) afin de partager les expériences et de permettre une explication a postériori dés événements qui ont eu lieu pendant l'accouchement ce qui éviterai de stigmatiser des situations potentiellement traumatiques.

Le rôle du père : ce que nous retrouvons dans notre enquête confirme ce qu'avait retrouvé une étude qualitative sur le vécu des couples concernant l'accouchement où les patientes insistaient sur la présence nécessaire et suffisante des pères tandis que les hommes parlaient de leur sentiment d'impuissance (58).Selon Michaux (59) la présence du père lors de l'accouchement est motivée par le nouvel équilibre entre les fonctions paternelles et maternelles : père et mère se sentent concernés à part égale par l'accouchement qui met en jeu le troisième sujet du couple, sujet qui dans la majorité des cas scellera l'union du couple. Cette idée de l'importance du père dans la naissance est également confirmée par un article qui traite de l'influence du congé de paternité sur la dépression post- partum maternelle (60): ce n'est pas le congé de paternité qui influence la survenue de la dépression mais l'implication que le père aura dans les soins apportés au nouveau- né.

3.2. Différent point de vue entre sages-femmes et patientes

Comme nous en avions fait l'hypothèse initiale, il existe bien une différence de point de vue entre les soignants et les patientes. Notre étude conforte donc l'étude de Lavender (47). Il retrouvait également une différence: l'accouchement que les sages- femmes considéraient comme réussi, n'était pas vécu de cette manière par les patientes. Par ailleurs, dans d'autres domaines de la médecine, il avait déjà été noté des différences entre le point de vue des soignants et des patients (8, 10) Une étude suédoise (61) en 1990, qui portait sur l'évaluation de la douleur lors du travail, montrait que les sages-femmes n'évaluaient pas la douleur avec la même intensité que les femmes

4   Hypothèse   d'interprétation concernant les résultats :

4.1-Résultats non différents avec la littérature étrangère :

4.1.1 Société avec un niveau médical et un développement comparable

En effet, nous effectuons des comparaisons au sein de pays ayant le même niveau de développement industriel. Le PIB des différents pays se retrouve tous dans la portion des pays industrialisés avec plus de 1000 milliard de dollars en 2010 (62)

Nous avons effectué des comparaisons entre des pays ayant un niveau de mortalité materno -infantile comparable (Etats Unis, Australie, Canada, Angleterre, Irlande, Suède) avec une mortalité maternelle stable de 1990 à 2005 avec environ 8 morts maternelles pour 100000 naissances , une mortalité néonatale 3/1000 naissance en 2004 (63). L'espérance de vie des différents pays étudiés est également du même ordre de grandeur allant de 81,9 ans en Australie, jusqu'78, 49 ans aux Etats-Unis selon les estimations 2012 (64)

Dans ces conditions, le niveau des craintes et des inquiétudes pourrait être de même ordre.

4.1.2. Des souhaits et des craintes comparables pour des soins et des systèmes de soins différents :

La comparaison de nos résultat avec ceux de la littérature en termes quantitatifs nous montre que les souhaits et les craintes sont comparables dans des pays de culture et de niveau économique de même ordre, pour autant les soins prodigués lors de l'accouchement sont différents (65).L'étude de .Alran montre des différences dans la gestion du suivi du travail : utilisation d'electrocardiotocogramme en continue, nombre de toucher vaginal, comme dans la gestion de la rupture de la poche des eaux, et de la politique de déclenchement artificiel du travail. A un niveau plus global, la France part de la gestion du risque pour un accouchement donné a postériori (66) tandis que la Hollande distingue les accouchements à risque, adressés en centre hospitalier et les accouchements non à risque pour lesquels un accouchement à domicile est possible. Les risques sont évalués a priori ».

Dans d'autres pays comme le Canada ou l'Angleterre, on distingue l'activité hospitalière qui est faite par des sages - femmes et des médecins de celle des « maisons de naissance » où l'accouchement est pratiqué par une sage- femme, la grossesse étant généralement suivie par la même sage- femme.

L'organisation des soins et la nature des soins fournies en matière d'accouchement sont donc indépendant des souhaits et des peurs des femmes. Ils sont plus en rapport avec l'organisation du système de santé, de la politique de l'état en matière de santé et de prévention des risques materno -fœtaux.

De fait, la notion actuelle dans laquelle la politique en matière de santé place les préoccupations du patient au centre de la prise charge serait donc discutable.

4.1.3 Certains souhaits/peurs concernant l'accouchement proviennent des mêmes processus psychiques

Les phénomènes psychanalytiques permettant d'expliciter les grandes étapes du développement que ce soit en ce qui concerne les théories freudiennes, lacaniennes ou encore celles de Winnicott ont trouvé leur puissance dans l'invariance des phénomènes décrits.

C'est ainsi que Freud affirme l'universalité du complexe d'Oedipe (64), cette universalité a longtemps été discutée, mais c'est Claude Levi Strauss qui a permis de conforter la théorie Freudienne en montrant l'invariance de l'interdit : celle de l'inceste.

Dans le cas de notre étude, les similitudes relatives aux désirs et aux craintes des parturientes vivant dans des pays éloignés, posent la problématique de l'origine de ces désidératas.

Notre hypothèse serait que les souhaits et les craintes des patientes sont sous la dépendance de phénomènes psychanalytiques complexes. Pour les populations étudiées (Finlande, Suède, Hollande, Royaume- Uni, Etats -

Unis, Australie, France) ces phénomènes seraient prépondérants dans la constitution des souhaits et des craintes des patientes.

Plusieurs arguments soutiennent cette hypothèse.

Premièrement, la notion d'universalité des processus psychanalytiques chez la femme enceinte a déjà été évoquée dans la littérature, ainsi pour M. Bydolwski (68): « toutes les civilisations, tous les groupes humains entourent la naissance et aussi la mort de coutumes au caractères universel. ....qu'ils témoignent de l'universalité de représentations inconscientes chez la femme qui accouche et chez ceux qui l'assistent ». L'importance des phénomènes psychologiques qui entourent l'accouchement est également soulignée par d'autres études concernant la satisfaction des patientes pour leur accouchement (13)

 Deuxièmement, si « la psyché maternelle est universelle » (69) pourquoi ne pas considérer que la psyché de la parturition l'est également, puisque pour certains la grossesse est la première étape de la constitution psychique de la futur mère?

L'autre argumentation en faveur de l'universalité des processus psychologiques concernant les souhaits et les craintes des patientes lors de l'accouchement est indirecte. Il s'agit de l'universalité des troubles psychiques pendant la grossesse et dans le post -partum (70): s'il l'on observe le même type de troubles dans tous les pays, (baby blues, dépression du post partum , psychose puerpérale (71) on peut supposer qu'ils naissent d'un même désordre psychique. En effet si l'on fait un parallèle avec d'autres maladies, nul doute que la physiopathologie d'un infarctus du myocarde qu'il survienne en Australie ou en Italie, proviendra de l'occlusion d'une des artères coronaires, alors ne peut- on pas considérer que la dépression du post partum soit liée à des troubles de processus psychiques identiques chez toutes les jeunes mères ? Ce dernier argument est toutefois à pondérer puisque les symptômes psychiques que l'on traduit en syndrome sont fonction du contexte social et de la subjectivité du médecin qui les soigne.

4.2 Interprétation des différences observées entre patientes et sage-femme :

Plusieurs hypothèses permettent d'expliquer pourquoi les patientes et les sages- femmes n'ont pas le même point de vue concernant les souhaits et les craintes lors de l'accouchement.

4.2.1 Le biais de point de vue

Lorsque nous demandons aux sages-femmes ce que leurs patientes souhaitent ou ce dont elles ont peur, on constate que les sages -femmes répondent avec subjectivité. Elles confondent les craintes que leur métier impose (leurs craintes personnelles) et les craintes réelles des patientes.

Nous voyons ainsi que les sages -femmes pensent que les patientes ont plus peur de la mort ou de la douleur (dans l'item des souhaits principaux) alors que les patientes sont plus centrées sur les craintes concernant l'état de santé de leur nouveau -né. Les patientes abordent plutôt les craintes concernant les actes médicaux, alors que les sages-femmes attribuent moins d'importance à cet item probablement parce qu'une partie de ces actes sort de leur compétence.

Pour ce qui est des souhaits nous constatons ce même effet que nous qualifierons de « biais de point de vue »: les sages- femmes accordent plus d'importance à leur rôle, à la prise en charge de la douleur, à l'information tandis que les patientes privilégient davantage le nouveau- né, la place du père, ou l'angoisse de ce que Paul Claude Racamier appelle la maternalité. (ensemble des processus psychoaffectifs qui se développent et s'intègrent chez la femme lors de la maternité)

4.2.2 Parité des sages -femmes interrogées, l'amnésie post- accouchement, la distance vis-à-vis de l'événement.

Parmi les sages-femmes interrogées, il existait 4 sages-femmes qui n'avaient pas eu pas d'enfant. Ce que ces 4 sages-femmes formulent comme étant les angoisses et les souhaits des futurs parents peut donc être plus influencés par leur pratique professionnelle que le désir réel des futures mères.

Pour les 6 autres sages -femmes, seule une sage -femme a accouché il y a moins d'un an, or certaines études montrent qu'il existe une « mémoire sélective » (72) de l'expérience de la parturition, ainsi même ayant vécu l'expérience de l'accouchement les sages -femmes auront pu être plus influencées par ce qu'impose leur profession plutôt que les désir/craintes réelles des patientes.

4.2.3. Les sages-femmes ont l'expérience des facteurs influençant la satisfaction des patientes :

L'échantillon interrogé était essentiellement constitué de patientes primipares, elles ne peuvent donc pas a priori répondre en fonction de ce qui leur donnera un maximum de satisfaction mais simplement sur leurs souhaits. Tandis que les sages -femmes ont une plus grande habitude de ce qui entre dans les critères de satisfaction des patientes. Lorsque nous avons effectué les entretiens nous traitions des souhaits des patientes, mais les sages- femmes ont pu répondre en abordant des souhaits en considérant ce qui permettait d'atteindre la satisfaction de leur patientes d'après leur expérience .Elles traitent notamment avec détails de l'importance de la relation patientes/sages-femmes, de l'information et de la participation active des patientes qui selon la littérature (38 ;41) constituent les piliers de la satisfaction des patientes.

4.2.4. Les sages-femmes proposent des solutions matérielles à des souhaits non matérialisable :

Cette différence se note essentiellement pour ce qui est de la présence du père en salle d'accouchement et de son rôle. Si une majorité de sages-femmes interrogées pensent que les femmes souhaitent que leur mari coupe le cordon et s'occupe du nouveau-né. Les patientes ne le formulent pas toutes. Elles expriment plutôt l'importance qu'il soit pris en considération et présent. Cette simple présence est suffisante, mais les sages-femmes proposent un geste technique comme symbole de sa participation et de sa considération.

4.2.5. Contrairement aux patientes, les sages-femmes ne se perçoivent pas comme des « techniciennes de l'accouchement »

Les sages -femmes traitent peu de leur rôle en tant que « techniciennes de l'accouchement », car pour elles, la technique n'est là qu'au service de la sécurité sanitaire, ce qui importe à leurs yeux, ce sont les qualités relationnelles. Elles désacralisent la technicité de l'accouchement au profit du relationnel. Ceci est probablement dû au fait que la gestuelle liée à la technicité constitue leur quotidien, c'est donc de l'ordre de la banalité pour elles. Les patientes, au contraire, sont mues par la peur de l'inconnu notamment pour ce qui est de la technicité, qui relève de l'exception (37) Prenons l'exemple simple de la pose d'une voie veineuse, si une sage -femme réalise cet acte au moins une fois par jour lors de sa vie professionnelle, une patiente elle n'aura de voie veineuse qu'à l'occasion d'une hospitalisation, ce qui est rare chez les femmes jeunes en âge de procréer. Ainsi les sages-femmes ne se considèrent pas comme techniciennes, parce que leurs actes techniques sont une évidence, comme le dit Wagner (45) dans son article sur la déshumanisation de l'accouchement : « les poissons ne peuvent pas voir l'eau, ils nagent dedans» Cette notion est également confortée par les articles qui s'intéressent à la satisfaction des patientes (40),ainsi certaines patientes n'auront pas supporté la mise en place de l'électrocardiotocographie externe, qui est pourtant de pratique courante lors du travail (73)

4.3. Interprétation des souhaits et des peurs des femmes concernant l'accouchement :

4.3.1-Une approche culturelle

4.3.1.1. Douleur

La douleur et sa prise en charge sont encore ambigües pour les patientes comme les soignants. Les patientes sont divisées entre le souhait idéalisé d'une mère capable de supporter sans difficultés les douleurs de l'accouchement et leur capacité réelle à supporter la douleur. Ainsi pour certaines patientes, réussir l'accouchement c'est réussir à ne pas bénéficier d'anesthésie péridurale.

A cette ambiguïté, il faut ajouter qu'Il existe une pression sociale vis-à-vis du recours à l'analgésie péridurale: pourquoi souffrir si nous avons les moyens techniques de vaincre la douleur?

Pour ce qui est des sages-femmes, elles font souvent un lien entre la satisfaction des patientes, la participation active des patientes et le fait de sentir l'engagement du mobile fœtal dans le bassin. Or cette sensation est altérée lors du recours à l'anesthésie péridurale. Le maintien de la sensation du passage du mobile fœtal dans le bassin est une forme moderne de clin d'œil à la phrase biblique « tu enfanteras dans la douleur ».La douleur de l'accouchement revêt une valeur particulière .D'une part elle n'est pas en rapport avec une maladie mais avec un phénomène physiologique, d'autre part dans la culture judéo- chrétienne c'est une forme d'expiation des péchés, comme en témoigne le titre de la pièce de théâtre de Feydeau en 1911 « Léonie est en avance ou le mal joli »

Enfin, elle constitue pour certaines femmes, une forme d'affiliation transgénérationnelle : « la péridurale l'a dépouillée de son affiliation à sa mère et aux autres femmes de la lignée » (74)

4.3.1.2. La peur de la mort :

La peur de la mort, peut être considérée comme une peur ancestrale liée au fort taux de mortalité féminine en couche: en effet au XIX ° siècle on comptait une mortalité maternelle lors de l'accouchement allant de 2 à 7% en fonction du niveau d'hygiène et de progrès du lieu d'accouchement (75)

En ce qui concerne la mortalité néonatale elle était bien plus élevée avec un enfant sur quatre qui décédait dans la première année de vie jusqu'au XVIII° siècle.

4.3.2. Une approche sociale

L'étude australienne de Fisher (44) distingue les peurs relatives au contexte social et les peurs liées aux facteurs individuels. Parmi les peurs « sociales » anticipées par les patientes, les auteurs distinguent : la peur de l'inconnu, la peur liée aux histoires d'accouchements traumatiques, et la peur générale concernant le bien- être du nouveau -né. Les craintes individuelles sont la peur de la douleur, la peur de la perte de contrôle, la peur de l'inégalité des accouchements et la crainte concernant la durée de l'accouchement.

De Konink (46) dans son étude sur l'amélioration des biotechnologies au profit de la reproduction humaine, suggère que refuser de bénéficier d'une anesthésie péridurale serait se soumettre à des pressions sociales: « l'inadapté social ....sur le plan médical, c'est la femme enceinte qui refuse les « bienfaits » de l'accouchement sans douleur par péridurale. ».

4.3.2.1. La mère idéale :

Comme le montre une étude sur la sociologie de l'accouchement, dés l'annonce de la grossesse les femmes enceintes, doivent se conformer à l'image de la futur mère idéale, et respecter certaines règles sous la contrainte sociale. Ces règles comportent des interdits véhiculés non seulement par le corps médicale (interdits alimentaires, éviction du tabac, conseil concernant l'activité) mais également par les proches d'une parturiente ou encore le regard que la société porte sur les femmes enceintes. Comme mère idéale la société dicte comment une mère doit se comporter lorsqu'elle accouche ou se dont elle doit bénéficier. L'exemple de l'accouchement à domicile en France illustre notre propos. En effet il existe une pression sociale pour une prise en charge sécuritaire de l'accouchement, sécurité qui ne peut être obtenue qu'en milieu hospitalier puisque, en France le risque obstétrical est défini a postériori (66). A ce titre les sages- femmes (comme les couples) qui pratiquent l'accouchement à domicile apparaissent comme des militantes, anti -sociales, leur activité professionnelle n'étant plus assurée.

4.3.2.2. La notion de l'importance de l'information

Notre étude montre l'importance de l'information dans nos 2 groupes (patientes et sages-femmes).

L'information médicale est définie par la société , selon le code de santé publique(article R.4127-35) « Le médecin doit à la personne qu'il examine, qu'il soigne ou qu'il conseille une information loyale, claire et appropriée sur son état, les investigations et les soins qu'il lui propose. Tout au long de la maladie, il tient compte de la personnalité du patient dans ses explications et veille à leur compréhension. »

Cette notion d'information médicale est donc une obligation éthique personnelle pour chaque médecin mais également sociétale par le biais de lois. Les dernières jurisprudences en matière d'information des patients semblent de plus en plus restrictives (76) témoins de la part de plus en plus importante donnée par la société concernant l'information.

Dans notre étude l'information occupe une part importante dans la thématique autant pour les sages - femmes que pour les patientes. L'information est en lien direct avec plusieurs thèmes, comme la confiance, la sensation de sécurité, et la participation active.

4.3.2.3. La notion de participation active

Selon les sages-femmes et les patientes interrogées, la participation active est une notion capitale lors de l'accouchement. Cette notion de participation active des patientes semble s'inscrire dans l'évolution des pratiques médicales.

D'une médecine paternaliste où le médecin choisissait pour ses patients, nous sommes passés à une médecine centrée sur le patient. Cette évolution de la médecine, correspond à une évolution sociétale, elle est d'ailleurs soutenue par des dispositions légales (11).En effet les lois du 4 mars 2002 (77) relatives aux droits des malades et à la qualité des systèmes de santé et celles du 22 avril 2005 relatives aux droits des malades et à la fin de vie (78) inscrivent l'autonomie du patient au nombre des valeurs du soin à la personne malade. Cette importance de la participation active des patientes, de la prise de décision des futurs parents lors de l'accouchement n'est pas sans poser de questionnement éthique notamment en ce qui concerne les demandes de césariennes sans indication médicale (27 ; 79)

4.3.2.4 .Le père en salle d'accouchement

Yvonne, Knibiehler (75) montre comment l'histoire de l'accouchement au cours du temps est d'abord une histoire de femme encadrée par d'autres femmes. Que ce soit dans la Grèce antique : « les immortelles

101

n'accouchent pas seules. Rhéa se cache en Crète pour donner le jour à Zeus, Les nymphes accourent. », à Rome, où avec Soranos apparaissent les premières descriptions en détail de l'accouchement : « l'usage est d'assoir la parturiente sur un fauteuil Ad Hoc. Trois femmes la soutiennent : une derrière, une de chaque coté. » Les hommes sont exclus lors de l'accouchement.

L'arrivée de l'homme est donc très récente dans la société occidentale. Elle débute par l'entrée en salle d'accouchement des obstétriciens au XVII ° siècle (80) Ce n 'est qu'au 20° siècle, avec les modifications de la place de la femme dans la société (mouvements féministes) et la redéfinition des rôles parentaux (81)Dans notre étude certaines sages- femmes (SF10) montrent que les pères ne sont plus seulement autorisés en salle d'accouchement, leur présence devient presque une obligation sociale, transformant ainsi l'autorisation d'assister à l'accouchement en devoir paternel.

4.3.2.5. La peur d'accoucher à domicile :

La peur de ne pas être entourée par une équipe médicale lors de l'accouchement correspond à une évolution de la société. En effet si au début du XX° siècle 80% des accouchements se faisaient à domicile, en 1970 on en comptait moins de 1%. (82) L'amélioration des méthodes de surveillance de la grossesse et l'avènement de l'échographie sont à l'origine d'un « transfert de compétences » qui existe dés le début de grossesse, et parfois même avant, lorsque les couples ont eu recours à l'aide médicale à la procréation pour obtenir la grossesse. En effet si autrefois la femme annonçait son état, il est à l'heure actuelle, validé par l'échographie, la biologie et une déclaration de grossesse faite par le médecin (83) Ce transfert de compétences semble être également valable pour ce qui est de l'accouchement. Les patientes interrogées avaient toutes peur d'arriver trop tard à la maternité. C'est un peu comme si les patientes non seulement s'appropriaient le discours médical sécuritaire (84,85) mais en plus l'amèneraient au paroxysme : en dehors de l'hôpital une femme est incapable d'accoucher.

4.3.3.-Approche psychanalytique

Ainsi selon M. Bydlowski (68) « tout accouchement, même le plus normal, risque de mettre en scène, dans la réalité du corps maternel, ces représentations de l'inceste, et du meurtre de son fruit ».

Plusieurs psychanalystes (70) se sont intéressés à la situation particulière que constitue la grossesse et l'accouchement, au regard de ces éléments psychanalytiques nous pouvons expliciter quelques souhaits et craintes.

4.3.3.1. La peur d'être une mauvaise mère :

La peur d'être une mauvaise mère est une notion récurrente chez les patientes, celle-ci traduit plusieurs phénomènes psychologiques complexes concernant la notion de la naissance de la mère lors d'un accouchement. En effet si l'accouchement est le moment de la naissance d'un enfant c'est également celui où la femme devient mère. Ce passage, décrit comme une nouvelle adolescence, est source d'anxiété : d'abord vis-à-vis des capacités propres physiques de la parturiente (habilité à pousser, capacité d'effectuer les premiers soins, nourrir correctement son enfant) puis anxiété affective (sauront-elles créer le lien avec leur enfant, auront-elles l'amour maternel?).C'est également un moment de rupture avec sa propre mère. « En enfantant, une femme rencontre sa propre mère ; elle la devient, elle la prolonge, tout en se différenciant d'elle » (86) Quelque soit le mode de relation avec leur mère, les patientes se constituent une image de mère idéale, (celle qu'elles ont ou celle qu'elles auraient voulu avoir) et souhaitent atteindre cet idéal.

La notion de « maîtrise de soi » est également importante pour les parturientes, or si l'on reprend les termes employés dans cette thématique : « maîtrise » ou même du « contrôle », on fait appel au champ lexical de l'examen, l'accouchement est donc vécu comme un « examen de passage » témoin de la capacité à devenir mère , cette thématique reprend bien celle de la mère idéale.

La peur de la césarienne ou de l'extraction instrumentale, dans le sens où il est vécu comme un échec de l'accouchement donc du premier acte des patientes en tant que future mère est également à interpréter sous cet angle : une faillite à l'examen de passage.

4.3.3 2 Peur de l'épisiotomie.

La peur de l'épisiotomie est prépondérante chez les patientes. Dans les entretiens, elle occupe plus de temps. Elle peut s'expliquer par une double approche psychologique:

-D'une part la réactivation de l'angoisse de castration: lors de la réalisation de l'épisiotomie nous attaquons ce qui différencie la femme de l'homme .Certains auteurs scientifiques avaient même avancé l'idée de mutilation sexuelle en parlant de l'épisiotomie, (87,88).

-D'autre part, l'épisiotomie peut également être vécue comme un viol (87) (en tant qu'incursion médicale non consentie)

Certaines études montrent que la sexualité après une naissance est différente (89) or l'anxiété liée à l'épisiotomie est aussi une façon de révéler la crainte de la sexualité après l'accouchement : la mère idéale peut-elle s'autoriser la jouissance ?

4.1.2.3 Le rôle du père :

Il semble très important pour les patientes que le père soit là. Ce besoin de présence est appréhendé de façon juste par les sages- femmes. Il peut également s'expliquer par la nécessité de combler une angoisse d'abandon. Cette notion d'angoisse d'abandon peut se concrétiser à deux niveaux.

-la peur de l'inconnu.

-la peur de la perte de son statut.

Le futur père est alors projeté par la parturiente comme étant son propre père (par un processus de transfert).

4.1.2.4 la peur de la mort

La peur de mourir peut également s'expliquer avec un regard psychologique en effet l'accouchement constitue un passage, par lequel la femme se transforme en mère, elle perd son statut de « fille » qui disparaît au profit de celui de mère, il s'agit bien là de la mort psychologique de l'enfant qu'elle était. (69) La peur de la mort est peu évoquée par les patientes, comparée aux sages- femmes, cette évocation moindre peut s'expliquer par un processus de transfert des craintes des patientes au personnel soignant. Ainsi les femmes tentent d'occulter ce problème tandis que les sages- femmes, ayant un rôle maternant (c'est d'ailleurs elles qui évoquent plus la thématique du maintien du « cocon » alors que les patientes l'évoque pas ou peu), s'approprient ce type de crainte.

4.1.2.5. Peur d'accoucher :

Selon M Bydlowski (68 ;90). La peur d'accoucher pourrait s'expliquer par l'état psychique particulier de la grossesse qualifié de « transparence psychique » il serait lié à la « grande perméabilité des représentations inconscientes » cet état psychique serait responsable de l'anxiété anticipatoire à l'approche de l'accouchement. « Cette levée partielle des refoulements entraîne la femme, attaquée à la fois par les excitations endosomatiques liées à la présence de l'enfant et par les représentations incestueuses qui s'y attachent, a déclenché ce signal d'angoisse : l'appréhension, la peur d'accoucher pour éviter d'être débordée »

4.1.2.6. Souhait concernant le nouveau -né:
Si l'on considère l'accouchement comme étant le premier acte de maman, alors toute malformation, mal -être ou anomalie fœtale serait directement imputable à la mère, ce qui serait une source de culpabilité intense.

Le souhait qu'exprime les mères d'avoir leur enfant avec elles le plus tôt possible, et de l'entendre crier peut s'expliquer d'une part par un souhait que l'enfant soit en bonne santé mais également par le souhait et la volonté de faire « naitre la mère psychique » en effet si pour certains l'accouchement constitue la naissance de la mère « physique », le premier cri, le premier peau à peau, le premier regard, permet à la mère psychique d'exister (69).

Il s'agit également d'une impatience de confronter le bébé imaginaire au bébé réel.

4.1.2.7. La peur relativement moindre de la césarienne par rapport aux forceps ou l'épisiotomie :
Ainsi les femmes ayant une « peur sévère d'accoucher » sont demandeuses d'une naissance par césarienne. Dans notre étude la peur de la césarienne est présente mais elle

semble occuper une place moins traumatisante que celle de l'épisiotomie. Ceci est probablement en rapport avec le fait que l'épisiotomie constitue une forme de rappel de la sexualisation de l'accouchement, alors que la césarienne constitue par définition une rupture avec la sexualisation de l'accouchement.

En effet selon Monique Bydlowski (68) il existe une volonté de la part des femmes de dissocier la naissance de l'enfant de la symbolique sexuelle que constitue le passage de l'enfant par les voies génitales féminines.

Cette volonté d'effacer la part de l'acte sexuel dans l'accouchement se retrouve également dans le désir des patientes d'être accompagnées par un comité restreint lors de l'accouchement. En effet lorsqu'elles abordent le nombre d'intervenants lors de leur accouchement les patientes utilisent les termes ce « n'est pas spectacle » on n'est » pas au théâtre » ces termes rappellent une des définitions du théâtre dans le dictionnaire d'Emile Littré en tant que « position où l'on est vue des hommes ». Ainsi moins il y aura de personnes présentes, moins il y aura de témoins de cet « acte sexuel ».

4.1.2.8. La notion de soutien, d'accompagnement : mode de relation des parturientes avec l'équipe médicale :

La notion de soutien, n'est pas une notion récente, puisque dés la Grèce antique les femmes accouchaient aidées par d'autres femmes.

La sage -femme correspond à la fois à une image maternelle : rassurante, sécuritaire et experte dans son domaine. Ce qui est conforté par les termes utilisé par les sages- femmes et les patientes: « maintien du cocon », « rassurante» « sécurité psychologique »s, « membre de la famille » « guide », « aide ». Mais elles doivent également ne pas déposséder les patientes de leur accouchement c'est-à-dire leur laisser la possibilité de participer aux décisions. L'accouchement est le moment d'un profond remaniement identitaire souvent comparé à une crise d'adolescence (80,91).Les femmes sont à la fois encore des enfants (besoins de maternage) mais souhaitent déjà être considérées comme mère. Le rôle de soutien de la sage-femme est donc complexe et ambivalent tel l'amour d'un adolescent pour ses parents pris entre désir d'indépendance et par la réalité d'une dépendance. Cette ambivalence se constate également par l'image des sages - femmes dans l'histoire, tour à tour considérées comme des « mères secourables »ou des « sorcières infanticides » (80)

Le transfert qui existe clairement entre la parturiente et la sage- femme est favorisé par l'état psychique particulier que constitue la grossesse : la «transparence psychique ».

5- approfondissement de quelques thèmes :

5.1. Accouchement naturel :

L'accouchement naturel semble être un objectif de souhait pour les patientes, le plus naturel possible sans assumer les conséquences de la nature en termes de morbi-mortalité materno-fœtale et d'analgésie, voilà l'objectif commun d'un accouchement idéalisé que ce soit pour les sages- femmes et pour les patientes.

On note toutefois une nuance, l'accouchement naturel pour les sages-femmes c'est surtout l'accouchement où elles n'auront pas la nécessité d'intervention d'un docteur. Cette définition pour les sages -femmes et les patientes s'amalgame donc avec la notion d'accouchement normal (qui entre dans le cadre de leur compétence), or l'accouchement normal est un concept de définition difficile (92).

La notion d'accouchement naturel reprend également le concept largement développé dans le marketing des produits biologiques, et des préoccupations récentes pour l'écologie, Or l'accouchement dans l'espèce humaine se différencie des autres espèces animales par ce qu'il a de non naturel (68).

Par ailleurs dans cette définition les sages -femmes ne considèrent par leurs actes de soin comme étant non naturels, mais la pose d'une voie veineuse, l'enregistrement électrocardiotocographique sont également des soins médicaux. Nous sortons donc du cadre « naturel » dés le moment où l'accouchement se déroule en milieu hospitalier. Il faut le considérer comme un acte médical. Dans ces conditions, le débat du consentement à l'acte médical est de nouveau ouvert (93,94). En effet si l'on considère l'accouchement comme naturel il semble logique de ne pas demander de consentement, mais s'il on le considère comme une acte médical alors l'accord des patients devra être obtenu.

L'intervention médicale est par définition dite « contre nature ». Mais l'acte médical lors de l'accouchement n'est que la réponse à une complication naturelle. Plus il existe d'exigences de sécurité dans nos domaines de compétence plus l'interventionnisme médicale sera présent. C'est là que la notion de prévention a toute sa valeur. La notion de prévention est à mettre en balance avec celle de iatrogénie(93) comment déterminer la part de l'un et/ou de l'autre, ces limites semblent floues.

Par ailleurs, ce souhait d'accouchement « naturel » est relativement ambigu chez les patientes puisqu'elles ont toutes peur d'accoucher hors du C.H.U. (peur de ne pas savoir quand venir), elles se sentent incapables d'accoucher chez elles alors que par définition il s'agirait de l'accouchement le plus physiologique.

Une manière de réaliser ce souhait des patientes semble avoir été entendue par l'introduction de salles de naissance dite « natures » qui répondent à la notion d'accouchement naturel défini par l'OMS. L'introduction des salles natures ou le développement des maisons de naissance paraissent un bon compromis entre sécurité sanitaire et démédicalisation des soins : «En tant qu'obstétricien et père de famille, il nous semble que l'accouchement « idéal » est un accouchement « démédicalisé » immédiatement « médicalisable ». (85)

5.2. Participation Active :

La notion de participation active est importante pour les sages -femmes comme pour les patientes, si les sages-femmes entrent plus dans les détails de comment permettre une participation des patientes, elles soulignent que l'un des points clef est l'information sur les possibilités afin de permettre au couple de prendre leur décision lorsque la situation le permet.

Cette situation est soumise à un biais : certes les patientes peuvent choisir certaines possibilités, mais les sages -femmes ne les informent pas des éventualités uniquement des possibilités. C'est-à-dire que l'information fournie aux patientes sur les choix possibles, est une information sur ce qui est possible au C.H.U. de Poitiers, dans des conditions d'accouchement médicalisé. Il ne sera donc pas proposé aux patientes d'autres solutions qui pourraient créer des conflits dans la relation sage -femme/Patiente.

La participation active entre donc plus dans le cadre de ce que certains auteurs (95) appellent la « décision médicale partagée » déjà décrite en gynécologie pour ce qui est du choix de la contraception, de la prise en charge des méno-métrorragies.

5.3. Hémorragie :

Lorsque l'on interroge les patientes sur leur peur, émergent facilement le décalage entre objectifs des patients et celui des médecins. Si un des objectifs national est de réduire les conséquences de l'hémorragie grave du post- partum, aucune patiente (parmi celles qui ne travaillent pas dans le milieu médical) ne se doute même de cette éventualité. Il s'agit là encore d'un transfert des peurs initiales des patientes au soignant (comme pour la peur de la mort)

6. Proposition pour l'avenir :

Notre enquête permet de mieux connaitre les souhaits et les craintes des patientes pour leur accouchement, elle pourrait servir à la réalisation d'une documentation à l'attention des futures parturientes afin de mieux les informer sur le déroulement d'un accouchement. Elle permettrait également de rappeler les modalités et objectifs de suivi d'un accouchement à toutes les phases du travail.

Cette étude pourrait également permettre aux sages-femmes en formation à être mieux informées sur les souhaits et les craintes de leur patientes ce qui correspond à une des recommandations de l'OMS en 1985 « La formation en matière de soins à donner pendant l'accouchement devrait viser à faire mieux connaitre les aspects sociaux, culturels, anthropologiques et éthiques de la question ».Notre étude souligne l'influence du soutien, et montre l'importance d'être formé aux techniques de réassurance, que ce soit par une méthode gestuelle ou une verbale.

Par ailleurs nous montrons le rôle capital des sages-femmes lors d'une naissance, la complexité relationnelles qu'il existe entre les femmes et les sages-femmes, la charge émotionnelle qu'il peut y avoir lors de l'accouchement. Dans ces conditions nous pourrions proposer d'instaurer un groupe de discussion. Ceci afin que l'équipe soignante puisse partager ses difficultés, et trouver des solutions dans le cadre d'un dynamique de groupe.

Le niveau de satisfaction globale des patientes françaises semble être bon (96), mais nous ne connaissons pas l'impact que la réalisation des souhaits ou des peurs peut avoir sur leur niveau de satisfaction ni même leur état psychologique. Grâce à notre étude nous appréhendons mieux les attentes et les craintes des patientes.

Notre étude pourrait donc être la base de la réalisation d'une étude prospective sur la satisfaction des souhaits/craintes à l'aide d'un questionnaire réalisé en pré et post partum. Une autre étude pourrait également analyser le degré de satisfaction des souhaits des patientes en comparaison avec le risque de survenue de dépression du post partum.

CONCLUSION

Il s'agit 'une étude prospective comparative des souhaits et des craintes des patientes en ce qui concerne l'accouchement. Elle permet de montrer que les patientes françaises ont des attentes concernant leur accouchement qui semblent comparables aux attentes des femmes d'autres pays pour lequel le niveau socio économique est de même ordre.

Elle met en évidence, par une méthodologie originale, les différences qui existent entre le point de vue des patientes et des soignants : les sages -femmes et les patientes ont une vision complémentaire de l'accouchement. Les patientes centrent leur attentes sur la triade « mère idéale-père nouveau-né », tandis que pour les sages-femmes il s'agit d'abord de « relation de confiance, sécurité, bébé »

Nous émettons l'hypothèse que s'il existe des similitudes des souhaits et des craintes en ce qui concerne l'accouchement dans différents pays c'est qu'ils sont sous-tendus par des phénomènes psychiques prépondérants dans l'établissement des désidératas pour l'accouchement.

Nous montrons que l'établissement des souhaits et des craintes pour l'accouchement est le produit de 3 facteurs qui sont la culture, la société et la psyché.

Notre étude permet de mieux comprendre les attentes des patientes pour leur accouchement, elle pourrait être la base pour d'autres analyses sur l'importance de la satisfaction des souhaits et des craintes, ainsi que leur implication en termes de satisfaction globale s et de conséquence sur la dépression du post partum.

BIBLIOGRAPHIE

1. Genuis S.J. Medical practice and community health care in the 21st Century: A time of change. Public Health. 2008 ; 122(7) : 671-688.
2. Parasuraman A., Zeithaml V.A., Berry L., a conceptual model of service quality and its implications for future research, journal of marketing. 1985; 49: 12-40.
1. Lewis R.C., Blooms B.H. The marketing aspects of quality, 1983
2. Lewis B.R., Mitchell V.W. Defining and measuring quality of customer service. Marketing intelligence and planning. 1985 ; 8 (6) : 11-17
3. Ford R.C., Bach S.A., Fottler M.D. Method of measuring patient satisfaction in health care organisations. Health Care Management Rev. 1997; 22 :74-89
4. Linder-Pelz S.U. Toward a theory of patient satisfaction. Soc Sci Med.1992 ; 16: 577-82
5. Jackson J.L., Kroenke K., Chamberlin :effects of physician awareness of symptom-related expectations and mental disorder. A controled trial. Arch Fam Med. 1999 ; 8:135-42
6. Rao J.K., Weinberger M., Kroenke K.Visit-specific expectations and patient-centered outcomes: a litterature review. Arch Fam Med .2000 ; 9:1148-1155
7. Sanchez-Menegay C. ,Stalder H. Do physicians take into account patients' expectations? J Gen Intern Med .1994; 9:404-406.

8. Brody D.S., Miller S.M., Lerman C. The relationship between patients' satisfaction with their physicians and perceptions about interventions they desired and received. Med Care . 1989 ; 27:1027-1035

9. Azria E., Schimtz T., Bourgeois-Lemone A., Goffinet F., Tsatsaris V., Mahieu-Caputo D. Peut-on concilier autonomie maternelle et responsabilité médicale dans les décisions de voies d'accouchement des fœtus en siège ? Rôle de l'information. Gynécologie Obstétrique et Fertilité. 2009 ; 37 :464-469

10. Organisation Mondiale de la Santé. Les soins liés à un accouchement normal : guide pratique. Genève:OMS. 1996.

11. Slade P., Mac Pherson S.A., Hume A., and Maresh M., Expectations, experience and satisfaction with labour. British Journal of Clinical Psychology. 1993 ; 32 :469-483

12. Subtil D.Cosson M., Vinatier D. Epidémiologie des hystérectomies en France. Hystérectomie pour pathologies bénignes. Masson Williams and Wilkins. Paris .1997.151-9

13. Pla A., Beaumel C., Bilan démographique 2010 La population française atteint 65 millions d'habitants. Insee. Division Enquêtes et études démographiques 2011.N° 1332

14. Meurs D.,Ponthiers S.L'écart des salaires entre les hommes et les femmes peut il encore baisser?.Economie et statistique étude Insee. 2006 N° 398-399

15. Green J.M., Coupland V.A., Kitzinger J.V. Expectations, experiences and psychological outcomes of childbirth : a prospective study of 825 women. Birth. 1990; 17:15-24

16. Ayers S., Pickering A.D. Women's expectations and experience of birth. Psychology and Health. 2005; 20:79-92

17. Levitt M., Coffman S., Guacci-Franco N., Loveless S. Social support and relationship change after childbirth: an expectancy model. Health Care Women International. 1993; 14: 503-512

18. Deschamps M A, L'entretien (http://www.europsy.org/marc-alain/entretien.html)

19. Greenhalgh R, Slade P, Spiby H. Fathers' coping style, antenatal preparation, and experiences of labor and the postpartum. Birth. 2000 ;27(3):177-84

20. Guba E.G.The paradigm dialog.1990.Sage, Newbury Park.

21. Soet J., Brack G, Dilorio C. Prevalence and predictors of women experience of psychological trauma during childbirth. Birth.2003;30(1):36-46

22. Ryding E.L., Wijma B, Wijma K. Post traumatic stress reaction after emergency cesarean section. Acta Obstet Gynecol Scand.1997 ; 76 :856-861

23. Righetti-Veltema M.,Conne-Perreard E., Bousquet A., Manzano J.Risk factors and predictive signs of post partum depression. J Affect Disord.1998 ;49 (3) :167-180

24. Gottwall K., Waldenström U. Does a traumatic birth exprience have an impact on future reproduction : prevalence and woman at risk in a nationnal Swedish sample.J Reprod Infant Psychol. 2003 ; 21 :13-123

25. Hildingson I., Radeståd I., Rubertsson C., Waldenström U .Few women wish to be delivered by caesarean section.Br J obstet Gynaecol .2002 ; 109 : 618-623

26. Dutriaux N., Chevalier I., Muray J.M.,Dran C. ,Vécu et attentes des usagers d'une maternité francilienne. La Revue Sage-femme. 2008 ; 7 : 177-186°

27. Larkin P., Begley C.M., Devane D. Women's experiences of labour and birth : an evolutionnary concept analysis. Midwifery. 2009 ; 25 :49-59

28. Searle J. Fearing the Worst : why do pregnant women feel 'at risk'. Australian and New Zealand Journal of Obstetrics and Gynecology. 1996 ;36(3) :279-286

29. Szecverenyi P.,Poka R., Hetey M. , Torok Z.Content of childbirth-related fear among couples wishing the partners presence at delevery.Journal of psychosomatic Obstetrics and Gynecology. 1998 ; 19 :38-43

30. Rijnders M., Baston .H., Schönbeck Y., Van Der Pal K., Prins M., Green J., Buitendijk S.I. Perinatal factors related to negative or positive recall of birth experience in women 3 years post partum in the netherlands. Birth.2008 ; 35(2) :107-116

31. Ryding E.L., Wijma K., Wijma B. Psychological impact of emergency cesarean section in comparison with elective cesarean section, instrumental and normal vaginal delivery. J Psychosom Obstet Gynaecol.1998 ; 19 : 135-144

32. Di Matteo M.R., Morton S.C., Lepper H.S., Damush T.M., Carney M.F., Pearson M. Cesarean childbirth and psychosocial outcomes : a meta analysis. Health Psychol.1996 ; 15 : 303-314

33. Saisto T., Halmesmaki E. Fear of childbirth: A neglected dilemma. Acta obstetricia et Gynecological Scandinavica. 2003 ; 82 :856-861

34. Melender, H. Experiences of fears associated with pregnancy and childbirth. A study of 329 pregnant women. Birth 2002a; 29(2):101-111

35. Homer C.S., Davis G.K., Cooke M., Barclay L.M. Women's experiences of continuity of midwifery care in a randomised controlled trial in Australia. Midwifery. 2002 ; 18 :102-112

36. Mac Kinnon K, Mc Intyre M., Quance M. The meaning of nurse's presence during childbirth. Journal Of obstetric Gynecological and Neonatal Nursing. 2003 ; 34 : 28-36

37. Lyberg A, Severinsson E. Fear of childbirth: mothers' experiences of team-midwifery care - a follow-up study. J Nurs Manag. 2010; 18(4):383-90
38. Sydsjö G, Sydsjö A, Gunnervik C, Bladh M, Josefsson A.Obstetric outcome for women who received individualized treatment for fear of childbirth during pregnancy. Acta Obstet Gynecol Scand. 2012 ; 91(1):44-9Epub 2011
39. Hodnett E.D., Gates S., Hofmeyr G.J., Sakala C., Weston J. Continuous support for women during childbirth. Cochrane Database Syst Rev. 2011 ; 16, (2):CD003766.
40. Waldentröm U., Hildingsson I., Rubertsson C., Rådestad. A negative birth experience : prevalence and risk factors in a national sample. Birth. 2004 ; 31(1) :17-27
41. Green J.M., Baston H.A.Feeling in control during labor : concepts, correlates and consequences. Birth.2003 ; 30 :235-247
42. Fisher C, Hauck Y., Fenwick J. How social impacts on women fear of childbirth : a Western Australian example. Social Science and Medecine. 2006 ;63 :64-75,
43. Wagner, M Fish can't see water : The need to humanise birth in Australia. International Journal of Gynecology and Obstetrics. 2001 ;75 : S25 -S37
44. De Koninck, M.D. Parizeau M.H. Reflections on medical sciences and instrumentalisation of human reproduction. Health services ; 1991 ; 40(1) :12-30
45. Lavender T.,Walkinshaw S.A., Walton I. A prospective study of women's views of factors contributing to positive experience of childbirth. Midwifery. 1999 ; 15 :40-46
46. Mc Crea B. Wright M., Holly H. Satisfaction in childbirth and perceptions of personal control of pain

relief during labour. J. Advan Nursing. 1999 ;29 :877-884

47. Lundgren I., Dalherg K. Women's experience of pain during childbirth. Midwifery.1998 ;14 : 105-110

48. Howell C.J., Epidural versus non epidural analgesia for pain relief in labor (cochrane review) in The Cochrane library issue 2. Oxford Upadate Software 2000

49. Howell C.J., roberts W. et al. A randomised controlled trial of epidural compared with non epidural analgesia in labor. British Journal of Obstetric and Gynaecology. 2001;108:27-33

50. Green J.M., Expectations and experiences of pain in labour : findings from a large prospective study.Birth.1993 ;20 :65-72

51. Stern D., Maternal confidence for labour and the use of epidural anesthesia. International Journal of Childbirth Education. 1997 ;I12 :34-38

52. Lowe N.K.Self efficacity for labour and childbirth fears in nulliparous pregnant women. Journal of Psychosomatic Obstetrics and Gynecology.2000 ;21 :219-224

53. Gibbins J.,Thomson A.M. Women's expectations and experiences of childbirth. Midwifery. 2001 ;17 :302-313

54. More in hope than expectation: a systematic review of women's expectations and experience of pain relief in labour.BMC medecine.2008 ;6-7.

55. Olin R.M., Faxelid. Parents 'need to talk about their experiences of childbirth. Scand J. Carring Sci. 2003 ; 17 : 153-159

56. Kopff-Landas A., Moreau A., Séjourné N., Chabrol H. Vécu de l'accouchement par le couple primipare : étude qualitative. Gynécologie Obstétrique et Fertilité. 2008 ; 36(11) : 1101-1104

57. Michaux C. Présence du père en salle d'accouchement : motivations, intérêts, limites. Thèse médecine.1981. Poitiers

58. Effets du congé de paternité sur la dépression du post partum maternelle. Gynécologie Obstétrique et Fertilité 2012.EPUB

59. Fridh G., Gaston- Johansson F. Do primiparas and multiparas have realistic expectations of labor. Acta Obstet Gynecol Scand.1990 ; 69 :103-109

60. http://www.imf.org/

61. Rapport UNICEF La Situation des enfants dans le monde 2009

62. www.cia.gov/library/publications/the-world-factbook/rankorder/2102rank.html

63. Alran S, Sibony O, Oury JF, Luton D, Blot P. Differences in management and results in term-delivery in nine European referral hospitals: descriptive study. Eur J Obstet Gynecol Reprod Biol. 2002;103(1):4-13.

64. Papiernik E. L'accouchement à bas risque : un rêve ou une réalité ? Lett Gynecol 2004; 292:6-7.

65. Perron R., Perron-Borreli M. Le complexe d'Œdipe. Presse Universitaire de France.

66. Bydolwski M. la dette de la vie : itinéraire psychanalytique de la maternité. Presse Universitaire de France.

67. Stern D., Bruschweiler-Stern N. La naissance d'une mère

68. Mokrani M, Ducroix C., Vacheron M-N. Travail psychique durant la grossesse, étude au travers d'un cas de psychose du post partum. Neuropsychiatrie de l'Enfance et de l'Adolescence.2011 ;EPUB

69. Kumar R.Postnatal mental illness: a transcultural perspective. Soc Psychiatry Psychiatr Epidemiol.2009;166(4):405-408

70. Simkin P.Just another day a woman's life ? Women's long terme perceptions of their first birth experience. Birth 1991 ; 18(4) :203-210

71. Devane D, Lalor JG, Daly S, McGuire W, Smith V.Cardiotocography versus intermittent auscultation of fetal heart on admission to labour ward for assessment of fetal well being.Cochrane Database Syst Rev. 2012

72. Le Breton D. L'expérience de la douleur.p169

73. Yvonne, Knibiehler dans Histoire des mères et de la maternité en occident. Presse Universitaire de France.

74. Pierre P. La réparation du manquement à l'information médicale : d'une indemnisation corporalisée à la mise en œuvre d'un droit créance. Médecine et Droit. 2011 ; 107 : 107–113

75. Loi n°2002-303, du 4 mars 2002. Relative aux droits des malades et à la qualité du système de santé. Paris, Éditions du journal officiel de la République française, parue au J.O.n°54 du 5 mars 2002, page 4118

76. Loi n° 2005-370 du 22 avril 2005 relative aux droits des malades et à la fin de vie Éditions du journal officiel de la République française, parue au Journal officiel de la République française n°95 du 23 avril 2005 page 7089

77. Demontis R, Piture S, Pintor M., D'aloja E. Cesarean section without clinical indication versus vaginal delivery as a paradigmatic model in the discourse of medical setting decisions. The Journal of Maternal-Fœtal and Neonatal Medecine.2011 ; 24(12) : 1470-1475

78. M.Bydlowski. je rêve d'un enfant. Odile Jacob

79. Jordan P.L. Laboring for relevance: expectant and New Fatherhood. Nursing Research.1990 ; 39(1) :11-16

80. Yvonne Knibiehler. La révolution maternelle, Perrin

81. Béatrice Jacques. Sociologie de l'accouchement. Presse universitaire de France.

82. Northern Region Perinatal Mortality Survey Coordinating Group Collaborative survey of perinatal loss in planned and unplanned home births. BMJ 1996; 313: 1306-9.

83. Dupuis O.,De Tayrac R., Minand S., Fernandez H., Frydman R.,. Levardon M. Madelena P Accouchement à domicile opinion des femmes françaises et risques périnatal. Résultats de l'enquête DOM2000.Gynécol Obstét Fertil .2002 ; 30 : 677-8

84. Groddeck G. le livre du Ça.1963. Gallimard

85. Wagner M. Episiotomy a form of genital mutilation. lancet 1999 353 (9168) :1977-1978

86. Thacker S.B., Banta D. Benefits and risks of episiotomy: an interpretative review of the english language literature, 1860-1980. 1983. Obstetrical and Gynecological survey.1983 ; 38 (8) :322-338

87. Leeman L M., Rogers R. G. Sex after Childbirth. Obstetrics and gynecology. 2012 ; 119(3) : 647-655

88. Bydolwski M. La transparence psychique de la grossesse. Etudes Freudiennes.1991 ; 32 :2-9

89. Racamier PC. De psychanalyse en psychiatrie.1998..éditions Payot

90. Gould D. Normal labour : concept analysis. Journal of advanced nursing.2000,(31(2):418-427

91. Delee J.B. The prophylactic forceps operation. The american gynecological society.1920. May:24-26.

92. Boyle D. Informed consent and birth : protecting the pelvic floor and ourselves. American journal obstetric and gynecology.2002 ;187 :981-983

93. This P., Panel P. La décision médicale partagée en gynécologie. Gynécologie Obstétrique et Fertilité.2010 ; 38 : 126–134

94. Collet M., Satisfaction des usagères des maternités à l'égard du suivi de grossesse et du déroulement de l'accouchement .étude DREES. 2008 ; 660 :1-6

ANNEXE 1

Concernant les souhaits :

-Quelles sont vos attentes concernant la prise en charge de la douleur à toutes les phases du travail ?

-Souhaitez -vous vous mobiliser pendant votre accouchement ? Souhaitez- vous accoucher selon une position particulière ?

-D'un point de vue technique qu'attendez-vous de votre sage -femme, et en dehors de la technicité ?

-Souhaitez-vous participer activement à votre accouchement ?

-Quelle information souhaitez-vous recevoir lors de votre accouchement?

-Lors de votre accouchement, que souhaitez- vous que votre accompagnant fasse ?

-Combien de temps souhaitez- vous que votre accouchement dure ?

-Que souhaitez-vous pour votre nouveau -né ?

-Avez-vous des souhaits concernant le nombre d'intervenants ?

-Avez-vous des souhaits concernant votre intimité que ce soit votre nudité où l'intimité que vous pouvez avoir avec votre conjoint ?

Concernant les craintes :

-Avez-vous peur de ne pas savoir quand venir au CHU ?

-Avez-vous peur d'avoir mal ?

-Avez-vous peur de paniquer ?

-Avez-vous peur de ne pas vous maîtriser ?

-Avez-vous peur de ne pas être à la « hauteur » ?

-Avez-vous des craintes concernant l'état de santé de vote nouveau -né ?

-Avez-vous peur de l'épisiotomie ?

-Avez-vous peur d'avoir une césarienne ?

-Avez-vous peur que l'accouchement ne se déroule pas comme vous l'aviez imaginé ?

-Avez-vous peur de saigner ?

-Avez-vous peur de mourir ?

-Avez-vous peur de l'extraction instrumentale ?

Avez-vous peur d'être accouchée par un homme ?

-Est- ce que c'est la sage -femme ou la patiente qui accouche ?

- Quel est votre principal souhait ? Votre principale crainte ?

ANNEXE 2

- Quels sont selon vous les attentes et les souhaits des patientes en ce qui concerne leur accouchement ?

Pendant les différentes phases du travail:

-Que pensez- vous que les patientes souhaitent concernant la prise en charge de la douleur ?

-Que pensez- vous que vos patientes souhaitent concernant les possibilités de se déplacer en cours de travail ? Pensez-vous qu'elles souhaitent choisir une position pour accoucher ?

-Que pensez-vous que les patientes souhaitent en ce qui concerne la participation aux prises de décisions ?

-Que pensez-vous qu'elles attendent de vous d'un point de vue technique ? en dehors de la technique ?

-Que pensez-vous qu'elles souhaitent comme information ?

-Que pensez-vous qu'elles attendent de leur accompagnant ?

-Que pensez-vous qu'elles souhaitent concernant la durée du travail ?

-Que pensez-vous qu'elles souhaitent concernant leur intimité que ce soit leur nudité ou bien l'intimité qu'elles ont vis-à-vis de leur conjoint ?

-Que pensez-vous que les patientes craignent ?De quoi pensez-vous qu'elles aient peur ?

-Pensez -vous qu'elles aient peur de ne pas savoir à quel moment venir au CHU ?

-Pensez -vous qu'elles aient peur de la douleur ?

Pensez-vous qu'elles aient peur de paniquer ?

-Selon vous, est-ce que les femmes ont peur de ne pas se maîtriser lors de leur accouchement ?

-Pensez -vous qu'elles aient peur de mourir ?

-Pensez- vous qu'elles aient peur de saigner ?

-Pensez- vous qu'elles aient peur de ne pas être à « la hauteur » ?

-Pensez -vous qu'elles aient peur d'être accouchée par un homme ?

-Pensez -vous qu'elles aient peur pour l'état de santé de leur nouveau - né ?

Selon vous est-ce que c'est la patiente ou la sage -femme qui accouche ?

Selon vous quel est le principal souhait des femmes pour leur accouchement ? Quelle est la principale crainte ?

RESUME

Les desiderata des femmes sont complexes et dynamiques. S'ils ont été étudiés dans les pays anglo-saxons, il existe peu de données concernant la population française, or le pourcentage de femmes actives, la prise en charge économique de la grossesse et l'organisation des soins sont différents en France. Par ailleurs, nous savons que dans d'autres domaines de la médecine le point de vue des soignants et des patientes varie, nous souhaiterions connaitre le point de vue des sages-femmes concernant les souhaits et les craintes des femmes.

Pour cela nous avons réalisé une étude prospective qualitative à l'aide d'entretiens semi-directifs chez 10 patientes enceintes au-delà de 32SA qui voulaient accoucher en maternité de type 3 et 10 sages- femmes de cette même maternité. Notre but était de connaitre le point de vue des femmes et celui des sages-femmes concernant les souhaits et les craintes liés à l'accouchement.

L'analyse du fond comme de la forme des discours montre que les femmes et les sages-femmes ont des points de vue complémentaires. Les femmes sont préoccupées par leur nouveau_ né, leur capacité à correspondre à l'image de la mère idéale, la peur des interventions médicales alors que les sages -femmes soulignent l'importance de la participation active des femmes.

Les différences entre les sages -femmes et les femmes peuvent s'expliquer par 4 hypothèses : il existe un biais de point de vue, elles connaissent mieux ce qui satisfait les patientes, elles pensent que des actes symbolisent certains souhaits, enfin elles ne conçoivent pas l'accouchement comme un acte technique. Les desiderata des femmes ne sont pas différent de ce qui a déjà été décrit dans la littérature pour d'autres pays. Notre thèse est que pour des pays de niveau socio- économique identique, les souhaits et les craintes des femmes pour leur accouchement sont soumis à des processus psychiques universels.